FORTES E FRACOS

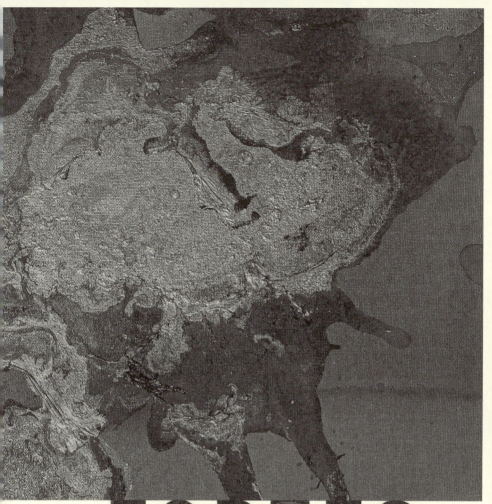

FORTES E FRACOS

ANA STAUT

VIVENDO EM MEIO AO CAOS

Copyright © 2021 por Ana Staut
Todos os direitos reservados por Vida Melhor Editora LTDA.

Os pontos de vista desta obra são de responsabilidade de seus autores
e colaboradores diretos, não refletindo necessariamente a posição da
Thomas Nelson Brasil ou de sua equipe editorial.

Publisher	*Samuel Coto*
Editora	*Brunna Castanheira Prado*
Estagiárias	*Beatriz Lopes e Lais Chagas*
Preparação	*Leonardo Dantas do Carmo*
Revisão	*Jaquilene Lopes e Eliana Moura Mattos*
Diagramação	*Sonia Peticov*
Ilustração da capa	*Ana Staut*
Capa	*Rafael Brum*

Dados Internacionais de Catalogação na Publicação (CIP)
(BENITEZ CATALOGAÇÃO ASS. EDITORIAL, MS, BRASIL)

S817f
   Staut, Ana
      Fortes e fracos: vivendo em meio ao caos / Ana Staut. — 1.ed. — Rio de
Janeiro: Thomas Nelson Brasil, 2021.
      144 p.; 13,5 x 20,8 cm.

      ISBN 978-65-56894-98-0

   1. Cura pela fé.   2. Doenças mentais.   3. Saúde mental.   4. Vida cristã.
I. Título.

09-2021/75   CDD: 248.4

Índice para catálogo sistemático:
1. Vida cristã: Cristianismo   248.4

Bibliotecária responsável: Aline Graziele Benitez CRB-1/3129

Thomas Nelson Brasil é uma marca licenciada à Vida Melhor Editora LTDA.
Todos os direitos reservados à Vida Melhor Editora LTDA.
Rua da Quitanda, 86, sala 218 — Centro
Rio de Janeiro — RJ — CEP 20091-005
Tel.: (21) 3175-1030
www.thomasnelson.com.br

SUMÁRIO

Prefácio	7
Introdução	15

1. As enfermidades em um mundo ferido — 19

Por que cristãos sofrem? — 21
Enfermidades mentais e pecado — 27

2. Reconhecendo nossas imperfeições — 31

O cristão e a ansiedade — 34
O cristão e a depressão — 46

3. O sentido do sofrimento para corações exaustos — 53

4. Reaprendendo a viver — 61

Como enfrentar a ansiedade e a depressão? — 63
Vida espiritual: desafios e lições — 69

5. Os desafios do relacionamento em meio ao caos emocional 87

O amor e o relacionamento romântico 87

Buscando e cultivando amizades 92

O contexto familiar 94

Desmistificando prejulgamentos 96

6. As esperas na ansiedade e na depressão 105

A espera da melhora 108

A espera da alegria 110

7. Afastando a escuridão 115

Enfrentando pensamentos autodestrutivos
e suicidas 117

O uso de remédios e a fé 124

Encontrando ajuda profissional 127

8. A esperança cristã para desesperançados 131

Agradecimentos 137

Sobre a arte da capa 139

Sobre a autora 141

PREFÁCIO

A cura divina está no coração da fé cristã. Em suas *Migalhas filosóficas*, Sören Kierkegaard reapresenta esse coração espiritual do cristianismo para uma sociedade dinamarquesa que se pensava muito cristã. Kierkegaard estabelece uma distinção entre o caminho socrático e o caminho da fé. Segundo a via socrática, o problema do ser humano seria a ignorância. Precisamos de um professor, um "parteiro" das ideias, para nos ajudar a trazer à luz o que já sabemos, através de dúvidas e perguntas, como Sócrates fazia em seus diálogos. Mas, segundo a via cristã, nosso problema é o pecado. Nós abraçamos a mentira, fomos possuídos por ela e estamos mortalmente doentes. Nesse caso, a solução não está dentro de nós. Um professor não nos basta; precisamos de um Salvador. Precisamos ser iluminados. Precisamos de uma cura divina.

Mas, para haver cura, precisamos reconhecer a doença. Uma das histórias de cura que mais me impressiona nas

Escrituras é a da cura de um leproso, relatada no capítulo 1 de Marcos. A lepra não era uma doença sutil; era uma tragédia pública que levava à marginalização completa do indivíduo. Mas isso não impediu o leproso de ir a Jesus, nem impediu Jesus de atendê-lo; e, com suas entranhas movidas de compaixão, Jesus cura o sujeito.

Entretanto, o Senhor não se contenta em *dizer* uma palavra de cura. Contrariando os escrúpulos religiosos da época, que evitavam leprosos a ponto de nem mesmo caminharem na mesma rua em que esses doentes transitavam, Jesus *toca* no leproso. Posso imaginar os irmãos de Jesus se exasperando: "Por que ele tinha que tocá-lo? Ele não sabe as regras? Por que provocar os fariseus?". Afinal, quem tocava um leproso ficava imediatamente contaminado. Mas o homem foi imediatamente purificado!

Esse toque me capturou anos atrás. É certo que, para o leproso, antes mesmo de a cura física se consumar, o toque era uma cura ampliada, duplicada, pois por aquelas mãos o próprio Deus o tocava — imaginem isso no coração do sujeito! Deus quis tocá-lo quando ele era intocável; Deus e um homem, o homem-Deus. Aquilo foi a própria graça encapsulada num gesto. Um universo rasgado e triste foi refeito em instantes: as exclusões acabaram, os muros ruíram, as pontes foram reconstruídas. Gosto de pensar que a alma do homem se recompôs também. Ele não era mais um amaldiçoado e um condenado.

Mas nem sempre a cura vem assim, instantânea; especialmente, por razões que não compreendo, quando a doença é psicológica. Não me refiro à doença mais profunda, a doença existencial que só o encontro com Cristo pode sarar, e que é concedido a todo cristão pelo novo nascimento, mas às doenças da mente: esses sofrimentos que embaralham as emoções e as ideias e que ficam nesse estranho meio do caminho entre o corpo e o coração. Essas doenças às vezes também tornam as pessoas intocáveis.

Transtornos de humor, bipolaridade, depressão, ansiedade crônica, fobias, manias e uma infinidade de limitações psíquicas interferem na caminhada cristã e transformam os obstáculos comuns da vida com Cristo em montanhas a serem escaladas todos os dias. E essas doenças vêm crescendo assustadoramente, fora e dentro da igreja. Em 2018, o prestigiado grupo acadêmico *Lancet* apresentou um relatório da sua Comissão Lancet de Saúde Mental Global, indicando que nos últimos 25 anos o mundo viu uma ascensão dramática do sofrimento mental no mundo e que nenhum outro problema de saúde humana é tão negligenciado quanto a saúde mental. A comissão estimou que, se não forem tomadas providências, essa crise custará 16 trilhões de dólares até 2030. Além disso, a pandemia da covid-19 acelerou ainda mais essa crise, e a revista *The Lancet* publicou um artigo, em setembro de 2021, focalizando o Brasil e advertindo sobre uma possível pandemia de sofrimento psicológico.

Essa crise global de saúde mental está afetando o nosso modo de viver o cristianismo e de ser igreja. Hoje há mais pastores cometendo suicídio do que nunca. Há mais queixas de sofrimento psíquico por membros da igreja e mais queixas de familiares também. Há mais *burnout* nos ministérios. Há mais cristãos buscando ajuda psicológica e mais cristãos se matriculando em cursos de psicologia. Há mais solicitações de atendimentos sociais e de ajuda para compra de remédios psiquiátricos em nossas diaconias. Há mais crianças com distúrbios comportamentais. E há mais líderes de igrejas e mais filhos e filhas de líderes lutando com sofrimentos psíquicos.

Diante disso, o que vem dificultando uma resposta mais rápida das igrejas? O problema, a meu ver, é que já temos nossos programas eclesiásticos, nossos excelentes recursos educacionais, nossos conselhos éticos bíblicos, nossas expectativas de eficiência, mas não incluímos uma crise psicológica global em nossas equações. Em nossos sonhos otimistas, bastaria que as pessoas se encaixassem nos programas da igreja para que tudo se tornasse maravilhoso. No entanto, quando a mente tem uma ferida, uma desordem, uma coisa torta que conselhos não consertam, que força de vontade não resolve, e aquilo dificulta o ser cristão, a pessoa neuroatípica acaba fica sem jeito e sem lugar. Ela não se encaixa bem nos programas. E os outros perguntam: "Ela é assim porque quer fazer errado mesmo ou porque não consegue acertar? É pecado ou loucura?". Frequentemente, em nossas famílias e igrejas, queremos soluções rápidas — um exorcismo ou um remédio de tarja preta — para tudo voltar aos trilhos!

PREFÁCIO

Eu me pergunto se uma das razões pelas quais não vemos a cura psicológica com mais frequência em nossas igrejas não seria porque não queremos ver as doenças. Negamos a existência de transtornos psicológicos ou fazemos leituras simplistas sobre eles; negamos a ciência psicológica, por seu viés anticristão; queremos resolver tudo apenas com aconselhamento bíblico, e através dele "filtramos" pessoas complicadas, que não se encaixam no ritmo institucional. Atravessamos a rua, como o faziam os fariseus, e evitamos tocar na vida dessas pessoas.

No entanto, o ruído dessa dor está se tornando cada vez mais alto. À medida que 20 ou 30 por cento da igreja sofre com transtornos, esse autoengano farisaico vai se tornando inútil. A evidência científica da crise global de saúde mental tem imensa importância para nós, cristãos. Precisamos urgentemente amadurecer a nossa compreensão do que é conviver com um transtorno psicológico e amadurecer o nosso modo de ser igreja.

E qual seria o primeiro passo para isso? Como eu disse no princípio, para haver cura é preciso reconhecer a doença e trazê-la ao Senhor. Certamente precisamos, também, expandir nossos programas de aconselhamento bíblico, buscar maior integração de psicologia e teologia, abrir ministérios de aconselhamento em nossas igrejas ou organizar uma conferência de fé e saúde mental. Tudo isso é salutar, mas não é o principal; o principal é o *encontro com a luz*. Precisamos *tocar nessas pessoas, acolher essa realidade e anunciar o evangelho a ela*. A doença precisa virar assunto, ser confessada — sem hipocrisia e com muita coragem — e ser levada ao Senhor. *O doente precisa levar sua doença à igreja, e a igreja precisa tocar o doente.*

Nada disso exclui outras medidas, incluindo encaminhamento para tratamentos especializados. E certamente não exclui a busca socrática por autocompreensão, nessa encarnação moderna que denominamos "terapia". Mas o que o doente que levou sua condição médica à igreja e que foi tocado por ela mais precisa, mais até do que de um bom tratamento, é de Jesus em sua realidade. A igreja não tem que colocar a psicologia no lugar do evangelho, muito menos usar o evangelho para negar o sofrimento psicológico. Ela precisa traduzir e anunciar o evangelho para a realidade da pessoa que sofre, pois esta precisa de ajuda para ser cristã ali, dentro de sua condição psicológica.

Quando isso é feito, pode até acontecer uma cura miraculosa, assim como às vezes Deus cura o corpo de alguém miraculosamente. Mas, se esse tipo de cura fosse a regra, não seria milagre. Na maioria das vezes vemos o fogo de Deus entrar no coração de seus filhos, mas seus corpos ainda serem atingidos por doenças. E o mesmo acontece com a saúde mental. Às vezes há alívio, mas não há uma cura miraculosa. O grande desafio, então, é manter-se crente em meio às tempestades da alma e compreender as tempestades na alma e na mente dos irmãos.

Para enfrentar esse desafio, a terapia psicológica é uma grande ajuda, mas no contexto da fé a sua função se modifica. Ela passa a existir dentro de um quadro maior, da comunhão curadora com Jesus Cristo; como se fosse um Sócrates convertido, um Sócrates marinheiro num barco de Jesus. A tempestade balança o barquinho e a terapia nos ajuda a estabilizá-lo, mas não é por causa dela, enfim, que ele não vai afundar. O barquinho não afunda, porque Jesus está nele com a gente, mesmo que por enquanto esteja tirando uma soneca.

Foi assim comigo. Sem a minha filha eu não saberia o quanto os pais podem dificultar as coisas para os seus filhos. Nem o quanto podemos ajudá-los a enfrentar suas doenças. Nem o quanto nós mesmos somos doentes sem o saber. Aprendi a fracassar bem, segurando a mão de Jesus com força; e ver Jesus fazer as coisas que eu não podia fazer. Aprendi também sobre a importância da igreja, quando ela é um lugar seguro para quem carrega um sofrimento psíquico. E abriu-se para mim um horizonte novo, e uma consciência nova sobre o que a caminhada cristã significa para cada um.

É assim que você deve ler o livro da Ana: não com um olhar de fora, mas com um olhar *de dentro*. Este não é um livro sobre psicologia cristã. Nem é um livro de quem cura ou acha que pode curar os outros, mas de quem leva sua dor aos pés de Jesus. É uma conversa prática sobre como ser cristão lutando com um sofrimento psicológico, com o ônus que isso envolve — incompreensão dos pais, frustração de expectativas, amigos que não entendem, emoções desordenadas... e o cansaço por ser fraco; o cansaço que só quem partilha consegue entender. E a outra força que se cria enfrentando esse cansaço, e que vem da graça de Deus. Essa outra força, *a força de ser crente mesmo sofrendo*, acho que é parte da "cura substancial" da qual tanto falava Francis Schaeffer. Porque crer no amor de Deus já é sentir o toque do Salvador, e ter esperança já é o começo da cura.

GUILHERME DE CARVALHO

Setembro de 2021

INTRODUÇÃO

Há um abismo entre o que somos e o que desejamos ser.

Lembro-me perfeitamente de torcer para dormir e acordar em outra realidade, trocar de lugar com alguém por uma falha na *matrix* e esquecer dos problemas que me causavam tantas dores de cabeça, insônia, sono, excesso ou falta de fome. A verdade é que nenhuma emoção ou pensamento é constante na mente de uma pessoa com ansiedade e depressão, principalmente quando se sofre das duas coisas ao mesmo tempo. Essa instabilidade pode acontecer a qualquer momento, em qualquer evento que desperte crises e agrave os sintomas.

Aos 15 anos, decidi que não gostava de ser eu mesma, uma adolescente cheia de comportamentos compulsivos, relacionamentos fadados ao fracasso e uma lista enorme de erros que quebravam meu espírito. Eu tinha amigos, mas não sentia que os tinha. Eu era amada, mas não sentia o amor. Um pouco mais tarde, percebi que a melancolia tinha se tornado uma presença frequente, sem data para ir embora. Os dias se tornaram cada vez mais cinzentos, pois minha melhor amiga era a tristeza.

Na minha jornada em tratamentos para a saúde mental, tanto a depressão como a ansiedade atrapalharam meu desenvolvimento pessoal, minhas (poucas) amizades, minha convivência familiar e minha vida espiritual. São muitas as razões que levam pessoas deprimidas e ansiosas a se isolarem das esferas sociais, seja por medo, por conforto ou por desistências.

Pessoas que sofrem de algum tipo de transtorno psicológico geralmente são descritas como "não tendo fé suficiente", "ingratas a Deus" e "cheias de comiseração". A verdade é que essa lente não é adequada para incentivar ou auxiliar uma pessoa deprimida ou vítima de ansiedade; temos que lembrar que pessoas são mais importantes que teorias e presunções teológicas falhas. Por isso, além de relatar o sofrimento causado por doenças mentais, este livro tem como objetivo auxiliar na autocompreensão de como é ser cristão e sofrer, além de tratar sobre como enxergar melhor as dores de uma pessoa deprimida ou ansiosa, estabelecendo uma comunicação com aqueles que desconhecem tal realidade.

Se quisermos entender, sob a perspectiva bíblica, os sofrimentos dos nossos irmãos que convivem com essas dificuldades, temos primeiro que compreender como tais dilemas se relacionam com o pecado e qual a resposta cristã para eles.

É difícil falar sobre o cuidado e a cura de corações exaustos, atormentados pela depressão e pela ansiedade. Sei que há inúmeros estudos e pesquisas a respeito do assunto, bem como inúmeros psicólogos e psiquiatras preparados para lidar com pessoas assim, mas, a despeito disso, minha intenção aqui é trazer um relato pessoal, compartilhar a experiência de alguém que convive com esses sofrimentos e tem buscado uma vida de entendimento e humildade acerca dessas questões.

A Palavra de Deus é inabalável, e o mundo que Ele criou é cheio de Sua glória. O Evangelho nos guia quando estamos na escuridão, quando acreditamos que não há mais saída. É sobre o princípio da inerrância bíblica, baseado na mensagem redentiva de Cristo e a promessa da Eternidade, que este livro foi escrito.

Meu objetivo é trazer palavras de conforto e orientação àqueles que, assim como eu, sentem-se desesperançados, buscando o contentamento no Senhor e sentindo, muitas vezes, fracassar nesse processo, vivendo com uma tristeza sem fim ou com a dificuldade de não viver no momento presente. Sabemos que a jornada é difícil, mas vivemos esperando o sol nascer.

AS ENFERMIDADES EM UM MUNDO FERIDO

Se afirmarmos que estamos sem pecado, enganamos a nós mesmos, e a verdade não está em nós. Se confessarmos os nossos pecados, ele é fiel e justo para perdoar os nossos pecados e nos purificar de toda injustiça. (1João 1:8–9)

Então disse Deus: "Façamos o homem à nossa imagem, conforme a nossa semelhança; domine ele sobre os peixes do mar, sobre as aves do céu, sobre o gado, sobre os animais grandes de toda a terra e sobre todos os pequenos animais que se movem rente ao chão". (Gênesis 1:26)

Em Gênesis, Adão e Eva iniciam sua jornada já incumbidos de um propósito — o de lavrar e cuidar do jardim do Éden. Essa foi uma ordenança divina imposta ao primeiro homem, o jardineiro, mas se estende a toda a humanidade.

Desde o início da narrativa bíblica, somos confrontados com uma estrutura relacional de serviço não somente entre a *criatura* e o *Criador*, mas também entre a *criatura* e a *criação*. O chamado do homem, o objetivo que cumprimos durante nossa vida, é um mandato imposto pelo próprio Deus para habitar e conquistar a terra, e fazê-lo para a Sua glória. Essa mesma organização é questionada poucos versos depois pelas palavras da serpente: "Deus sabe que, no dia em que dele comerem [o fruto da árvore do bem e do mal], seus olhos se abrirão, e vocês serão como Deus, conhecedores do bem e do mal" (Gênesis 3:5). O homem é tentado a trair sua natureza já disposta a isso. A participação no Éden e um relacionamento íntimo com o Criador não são mais suficientes.

Adão queria mais, desejava mais. O papel que lhe tinha sido ordenado era claro: que o homem cultivasse o jardim e o guardasse; no entanto, diante da possibilidade de abandonar o serviço ordinário e se "engrandecer", seu coração cobiçou. O afastamento do homem de seu propósito criacional trouxe consequências permanentes. A segurança de pertencer e de deter valor na própria existência, como criatura concebida para servir, se desfez. O sentido de valor do homem não provinha mais de "sua imagem semelhante ao Criador" e de seu chamado primário, mas de sua autenticidade e produção. A urgência por adquirir o que não se tem, de ser o que não se é, de desejar escapar à vivência cotidiana e entediante pertence, agora, a cada um dos seres humanos.

A partir da desobediência do homem, o mundo, antes perfeito, tornou-se um mundo ferido. Corações e mentes dos homens já não são mais puros, mas corrompidos, separados do Criador. Assim como Adão e Eva se esconderam por vergonha dos seus atos, o homem pecaminoso procura se esconder da presença santa de Deus e de seu julgamento. As leis do Éden foram quebradas. A linhagem do homem foi condenada a viver como peregrina, e a história de sofrimento da humanidade preenche páginas e páginas de livros históricos. Somos enfermos em um mundo doente. Doenças, pragas, deficiências de todos os tipos, transtornos psicológicos e luto são consequências da queda e do ato de desobediência do homem.

Essa narrativa bíblica da Criação e da Queda explica a culpabilidade e a alienação humana como um todo, e se faz necessária para que a vida faça sentido; no entanto, ela não tira todas as dúvidas. Por que, por exemplo, tantos sofrimentos nos acometem sem relação nítida com algo de errado que tenhamos feito individualmente? Por que pessoas boas morrem, são diagnosticadas com câncer ou doenças mentais complexas?

POR QUE CRISTÃOS SOFREM?

Infelizmente, não há uma resposta absoluta para esse questionamento no atual estágio da história da salvação. Sabemos que a maldade é um parasita que se alimenta de corações afastados do Criador, mas também é uma sombra onde a luz incide forte. Somos diariamente tentados;

quanto mais desejamos o caminho da santificação, mais o pecado parece querer fundar raízes em nossas vidas. Portanto, não há dúvidas de que o mal moral é mau, e de que o bem moral é bom. Além disso, sabemos que a origem do mal se encontra no evento da Queda, na desobediência do homem e na corrupção da criação; e que ele será derrotado por Deus.

O mal, porém, não é apenas a má vontade que nega a Deus; aparentemente há "males" que têm um lugar no plano divinal. Parece que há injustiças e quebrantamentos de espírito cujo propósito, de forma paradoxal, não é essencialmente mau e injusto. Muitas vezes, o propósito é um caminho de redenção.

> *Quando você atravessar as águas, eu estarei com você; e, quando você atravessar os rios, eles não o encobrirão. Quando você andar através do fogo, você não se queimará; as chamas não o deixarão em brasas.*
>
> (ISAÍAS 43:2)

Gerações construíram suas bandeiras ideológicas em torno de temas como felicidade, aceitação e autenticidade — sendo a felicidade um tema central contemporâneo celebrado por movimentos sociais e por pessoas realizando suas trilhas espirituais e até cruzando países. O preceito moral criado e espalhado desde o Iluminismo e o ideal antropocentrista, o de que todos nós merecemos ser felizes e ser quem acreditamos que somos — até mesmo se, biologicamente ou biblicamente, é provado o contrário —, é uma perversão do nosso propósito criado. Queremos o direito de viver livres de padrões tradicionais, livres das amarras da sociedade cruel. Queremos parar de sofrer e, talvez, só talvez, a trama cósmica possa parecer mais justa.

As questões da justiça e do sofrimento andam juntas. Sofrer de doenças, de desigualdades, da opressão de sistemas não faz parte de uma vida prazerosa. E o que haveria de mais importante na vida, cheia de incertezas e morte como é, do que nossa felicidade e nosso direito de sentir prazer e completude?

Não há planos de "bem-estar social", políticas públicas e crescimento econômico que apaziguem uma necessidade espiritual. Não há "justiça humana", prazeres, fins materiais e sucessos suficientes se o homem não sabe para que está vivendo. Sem desmerecer os estudos, as realidades e as aflições da pobreza, da fome e dos preconceitos, penso que não é possível resolver de modo definitivo as problemáticas da injustiça resultante do pecado, e com certeza não será possível eliminar as inúmeras consequências de um sofrimento que não vai acabar — pelo menos não agora.

As rotas falsas para reparar esse vazio e a necessidade por algo mais, que encontramos em almas cheias de vícios, compulsões, manipulação e negações, são infinitas, e é difícil saber que somos chamados para muitos caminhos, inclusive para *sofrer*. Uma vida com sentido é uma existência com realizações, e, como cristãos, entendemos que nossa missão é narrada em cada parágrafo da Bíblia. Ainda assim, aspectos do nosso chamado podem passar despercebidos ou ignorados, especialmente o chamado ao sofrimento. Contudo, devemos cumprir mais essa realização, compreendendo o sentido de tantas dores e provações.

Uma das dificuldades encontradas pelos judeus e discípulos de Cristo para acreditar que Jesus verdadeiramente era o Messias se encontrava na completa humanidade que ele tinha. Para muitos, Jesus não poderia ser filho de Deus e, ao mesmo tempo, aquele que redimiria seu povo por meio do sofrimento. Como aquele que viria a findar nossas dores precisaria também morrer?

Em Isaías 53:3 está escrito: "Foi desprezado e rejeitado pelos homens, um homem de tristeza e experimentado com o sofrimento. Como alguém de quem os homens escondem o rosto, foi desprezado, e nós não o tínhamos em estima".

Mesmo diante da história de Jesus, ainda questionamos por que sofremos, por que somos afetados pelo mal. A resposta não é somente que isso é uma consequência de um mundo ferido e pecaminoso advindo da queda, mas também que é o caminho para a santificação.

Quando sofremos, temos a oportunidade de aprender o que há de mais humano e necessário — crescer e, para a vida cristã, crescer além de nós mesmos. A humanidade busca um motivo para ser feliz e busca a realização do que for necessário para alcançar essa felicidade. A realidade,

porém, se interpõe como um corta-clima, um acaba-
-utopias. Além de não sermos merecedores de felicidade
ou de qualquer bondade, devido à depravação espiritual
na qual nos encontramos, não há autorrealização que nos
satisfaça, ou forma de encontrarmos sozinhos o significado da nossa existência. A própria identidade e o sentido
último de sua existência não pertencem ao ser humano,
mas ao seu Criador.

O homem, então, se frustra existencialmente. O sofrimento de caráter existencial provém do afastamento da
natureza a que deveríamos pertencer. O vazio, o conhecido
sentimento do "nada", é aterrorizante. Ele paira sobre os
ansiosos, deprimidos, bipolares e sobre outros afetados por
doenças psicológicas. Ele paira sobre empresários e profes-
soras do ensino básico, sobre pessoas acometidas por doenças físicas e sobre aqueles que estão saudáveis.

A capacidade de suportar o sofrimento é pequena, se
tentarmos fazê-lo sozinhos. A cultura ocidental, com seu
culto ao prazer, tende a ignorar o sofrimento e seu papel
pedagógico. Já para o cristão, a dor traz consigo algo diferente: a esperança de que o nosso sofrimento nos guia para
um destino real, maior que o nosso desespero.

Cristo pereceu em uma cruz. Foi encimado por uma
coroa de espinhos. E amor é a única resposta diante de
tais atos. Jesus carregou nossos pecados e atravessou o sofrimento em um grande ato de amor. O puro amor do Criador
foi exposto no Calvário transformador, construindo nosso

futuro, revelando a eternidade e a morte do sofrimento, por meio do sofrimento e da própria morte vencidos.

É necessário abraçar o caminho de redenção que Deus nos colocou, assim como Cristo e seus discípulos fizeram. Assim como Paulo revela seu espinho na carne, dado pelo próprio Senhor como uma intervenção dos céus, mesmo quando clama para ser liberto dele, é vivendo com esse sofrimento que atos surpreendentes são realizados e experienciados. Cumprir o propósito do sofrimento é confiar na soberania divina. Através da dor somos ensinados a entender a necessidade da dependência de Deus, a importância da oração e a soberania de sua vontade. Por esse meio, manifesta-se a Graça de Deus.

Porque é louvável que, por motivo de sua consciência para com Deus, alguém suporte aflições sofrendo injustamente. Pois que vantagem há em suportar açoites recebidos por terem cometido o mal? Mas, se vocês suportam o sofrimento por terem feito o bem, isso é louvável diante de Deus. Para isso vocês foram chamados, pois também Cristo sofreu no lugar de vocês, deixando-lhes exemplo, para que sigam os seus passos.

"Ele não cometeu pecado algum, e nenhum engano foi encontrado em sua boca."
Quando insultado, não revidava; quando sofria, não fazia ameaças, mas entregava-se

*àquele que julga com justiça. Ele mesmo
levou em seu corpo os nossos pecados sobre
o madeiro, a fim de que morrêssemos para
os pecados e vivêssemos para a justiça;
por suas feridas vocês foram curados.*
(1 PEDRO 2:19–24)

ENFERMIDADES MENTAIS E PECADO

O pecado e a enfermidades estão correlacionados, de forma voluntária ou não. Pelo pecado, somos confrontados com a mortalidade e os processos de adoecimento do corpo. Se o pecado prejudicou toda a nossa relação com a criação de Deus, nosso verdadeiro propósito e acesso à Árvore da Vida, ele consequentemente afetou a esfera da nossa saúde. A enfermidade, portanto, não é resultante de um pecado pontualmente cometido ou de uma ruptura pessoal com Deus, mas de uma estrutura universal, individual e pecaminosa que causamos e vivemos.

Há, porém, vícios e angústias causados por nós mesmos, como o alcoolismo e a pornografia, sintomas de pecados explícitos; mas há doenças que, ainda que influenciadas por pecados que cometemos, não são frutos de pecados pessoais, mas do sistema ferido do nosso mundo e de nós mesmos.

A enfermidade mental, por sua vez, tem particularidades que demandam análise específica. Ela envolve a mente, um objeto de estudo abstrato e complexo até para especialistas e para o mundo da medicina. A Bíblia contém diversos exemplos sobre personagens acometidos por questões mentais, mostrando como eles foram expostos a situações que propiciaram esses quadros. São personagens essenciais no Evangelho, como Elias, que nos expõe a complexidade da dor e da falta de esperança; ou como Jó, que sofreu sem motivos aparentes. A Bíblia também nos fala sobre doenças mentais ao narrar melancolias, desesperos e angústias.

Ansiedade e depressão não são necessariamente frutos de uma possessão demoníaca. Como cristãos, acreditamos na existência de demônios, de tentações, e no trabalho ativo de satanás para destruir a comunidade de Cristo, mas não há qualquer justificativa para expulsarmos demônios falsos de lugares inexistentes.

Doenças mentais não são demônios alojados em mentes!

É claro que há casos de provações, tentações e, possivelmente, de opressões demoníacas influenciando pessoas a se afastarem cada vez mais de Deus e piorarem seu estado doentio; mas isso de forma alguma significa que a enfermidade é uma possessão demoníaca, e de nada adianta ignorar os problemas com rituais espirituais falsos.

Dizer para pessoas com transtornos mentais que a culpa vem do tormento de demônios ou da falta de fé em Deus é extremamente prejudicial para elas — não só por dificultar o estado de recuperação dessas pessoas, mas por tirar a responsabilidade individual de procurar tratamento psicológico e psiquiátrico, e por tirar a responsabilidade daqueles que propiciaram um ambiente abusivo e nocivo, contribuindo para o transtorno acontecer.

Em seu livro *Depressão & graça*, Wilson Porte Jr. diz:

> Talvez a parte mais triste da depressão seja o fato de que, em muitas famílias, sociedades e igrejas, a maioria das pessoas não a compreendem, tratando o doente como o culpado pela doença. Seria o mesmo que responsabilizar portadores de síndrome de Asperger, ou esquizofrenia, por conta de um pecado.
>
> Ao vermos um comportamento como inadequado, não devemos julgá-lo de imediato como decorrente de pecado [...].[1]

É importante que isso seja apontado, a fim de evitar confrontações desnecessárias e o crescimento de preconceitos religiosos. Aquele que sofre com doenças mentais e, portanto, enfrenta consequências em sua vida espiritual não precisa de comentários descontextualizados sobre sua fé. Essa pessoa precisa, na verdade, de ajuda cristã, por meio de aconselhamentos pastorais sérios, bíblicos, para permanecer nos caminhos do Senhor enquanto sofre. No entanto, a exortação religiosa sem adaptação à limitação psicológica pode funcionar como um empurrão para fora da comunidade de Cristo.

---

[1]PORTE Jr., Wilson. *Depressão & graça*: o cuidado de Deus diante do sofrimento de seus servos. São José dos Campos: Fiel, 2016. p. 35.

No fim das contas, todas as doenças e feridas são consequências da estrutura de pecado que abrange a criação caída. O ansioso e o depressivo devem buscar *ajuda psicológica*, para tratar sintomas mentais e físicos e receber tratamento, e *ajuda espiritual*, para confiar no sustento de Deus e se manter firme na fé em Jesus, inclusive no sentido de aproveitar ao máximo essa ajuda psicológica.

RECONHECENDO NOSSAS IMPERFEIÇÕES

E o Deus de toda a graça, que em Cristo Jesus nos chamou à sua eterna glória, depois de havermos padecido um pouco, ele mesmo vos aperfeiçoe, confirme, fortifique e estabeleça. (1 PEDRO 5:10)

Não entendo o que faço. Pois não faço o que desejo, mas o que odeio. [...] Sei que nada de bom habita em mim, isto é, em minha carne. Porque tenho o desejo de fazer o que é bom, mas não consigo realizá-lo. Pois o que faço não é o bem que desejo, mas o mal que não quero fazer, esse eu continuo fazendo. (ROMANOS 7:15, 18–19)

Não somos perfeitos. A realidade é que estamos longe de qualquer ideal de perfeição. Somos seres dotados de dignidade e características louváveis, graças à semelhança que temos com o nosso Criador, mas isso não nos torna bons, justos ou virtuosos. O caminho da santificação, de nos tornarmos cada vez mais parecidos com Jesus, é uma estrada longa na vida cristã.

Para crescer em Cristo, é preciso reconhecer nossas imperfeições diante Dele. O cristão admite sua incapacidade de controlar sua vida e seu futuro, reconhece o papel de Deus em seu constante sustento e providência e, então, colhe frutos de contentamento no Pai. Mas o que acontece se ele tiver desvios de rota causados por detalhes que também não estão sob seu controle, como traumas, lutos e doenças?

Tanto a ansiedade como a depressão são transtornos que alteram a capacidade de leitura da realidade de uma pessoa. Confiar torna-se mais difícil e relacionamentos acabam se provando uma área de desgastes emocionais intensos. Criar hábitos devocionais é estar sempre fracassando na rotina. A imperfeição, então, parece ser dobrada. Se o cristão, devido ao pecado, já enfrenta dificuldades em se tornar como Cristo, como pode alcançar esse feito estando limitado por condições psicológicas?

Uma enorme tarefa nos é colocada: aceitar a posição de sermos limitados e vulneráveis, e deixar que Deus trabalhe diretamente em nossa fragilidade.

Às vezes, ou muitas vezes, nossos pecados podem parecer maiores que a graça de Deus. Temos essa percepção quando nos sentimos sem ânimo para orar e ler a Bíblia, quando nos sentimos sujos demais ou perdidos demais, achando que talvez sejamos só "cristãos medianos" ou farsantes da fé. Afinal, quantas vezes nos arrependemos de um erro, mas voltamos a ele novamente, nos afundamos em pensamentos de desesperança e desistimos de melhorar?

Em 2Coríntios 12:9 está escrito: "Mas ele me disse: 'Minha graça é suficiente para você, pois o meu poder se aperfeiçoa na fraqueza.' Portanto, eu me gloriarei ainda mais alegremente em minhas fraquezas, para que o poder de Cristo repouse em mim".

Como, então, ousamos achar que o poder de Deus, sua graça e misericórdia podem ser menores do que os nossos pecados? Que Ele não é poderoso para transformar nosso coração, nossos hábitos e nos abençoar mediante seus planos?

Somos pequenos demais até para entender que *suas misericórdias se renovam a cada manhã* e que, portanto, podemos nos arrepender todo dia se preciso for: Deus nos acolherá como filhos, porque Ele é bom. Ele nos ama. Somos filhos pródigos que retornam à casa do Pai não porque merecemos, mas porque sua promessa de redenção e seu perdão são maiores, infinitamente maiores do que somos. Deus não se cansa de você e de seus recomeços.

Reconhecer a imperfeição é necessário. É uma urgência tanto para quem tem transtornos psicológicos como para quem não os tem. Somente com o reconhecimento de quem somos, de nossa natureza pecaminosa, de nossos ídolos, falhas e dores é que podemos ter esperança, acessar a graça e viver no consolo de Cristo.

É preciso coragem para aceitar que *não somos fortes*. Não da maneira que desejamos. Existe coragem em reconhecer a vulnerabilidade em nós mesmos, em encarar nossas dificuldades, nossos transtornos e disfunções. Em admitir e parar de negar, abandonar as máscaras que construímos e finalmente dizer: "Eu tenho uma fraqueza". Isso requer força e humildade. Não é bonito. Não é algo que super-heróis dizem. Não é o que queremos ouvir das pessoas que tomamos como exemplo. Não é o que querem ouvir de nós. Admitir a vulnerabilidade pode ser vergonhoso e aterrorizante, pelo menos nos cenários que criamos em nossa mente. Meu conselho é que esse pensamento seja superado, até que se desfaça.

Não somos perfeitos. A realidade é que estamos longe de qualquer ideal de perfeição. Para crescermos em Cristo, é preciso reconhecer nossas imperfeições diante Dele, e diante daqueles que amamos e vemos como o próximo. Dizer que nos sentimos fracos, que estamos tristes e angustiados há muito tempo não é vergonhoso. Ter transtornos ou problemas não é vergonhoso. Somos mais. Imperfeitos, sim, mas muito mais do que isso. Somos filhos amados, mesmo com nossas disfunções. *Não precisamos ser fortes, porque Ele é.*

O CRISTÃO E A ANSIEDADE

O ônibus estava lotado. Eram 5h30 de uma manhã de quinta-feira, trânsito normal, um dia comum. Belo Horizonte, a capital de Minas Gerais, não é uma cidade caótica, a não ser pelas buzinas de motoristas estressados ou um eventual acidente, mas não havia "nada novo sob o sol", por assim dizer. Essa, porém, não era a realidade na minha própria cabeça. Demorou pouco tempo para que meu estado normal se tornasse inquietação e desespero. O ônibus lotado era claustrofóbico: eu olhava ao redor, desconfiada, para os braços que esbarravam em mim, os corpos que me empurravam no ambiente estreito, o tecido áspero da mochila de alguém na minha pele, as dezenas de vozes falando ao mesmo tempo, formando uma sinfonia desafinada da vida urbana. Senti-me prestes a desmaiar. Minha respiração estava acelerada, minhas mãos e pés formigavam. Não havia motivo aparente, mas o ônibus lotado era uma ameaça, mesmo uma parte de mim sabendo que isso era irracional. Não havia perigo iminente, não havia ameaça, mas meu corpo dizia que sim, e minha cabeça apitava dezenas de sinais de alerta.

Eu acabei descendo do ônibus, muito longe do meu destino e sem dinheiro para um táxi. Demorou um pouco para conseguir me recompor e sair do estado de vigilância. Ainda assim, outras ameaças surgiram. Eu estava sozinha em uma avenida deserta, sem dinheiro, em um bairro conhecido por assaltos, e tudo o que eu conseguia pensar era: "Até quando minha vida será assim? Até quando a ansiedade não me deixará em paz?".

Essa é uma das muitas situações na rotina de um ansioso. É estranho, paranoico, mas tão real, que sinto dificuldade de escrever. Posso viver esse momento diversas vezes na minha cabeça, narrada por uma voz dizendo: "Um fracasso! Dezoito anos e não consegue pegar um ônibus sozinha? Que belo fracasso!". Essa voz me persegue há anos, e todo dia é uma batalha para me convencer do contrário. Há uma grande diferença entre estar ansioso e ser ansioso. *Estar* ansioso é normal; *ser* ansioso e constantemente prejudicado por isso é algo que demanda um tratamento diferente. Existem inúmeras causas que, sozinhas ou em conjunto, podem vir a desencadear o transtorno de ansiedade: traumas, estresse, genética, doenças físicas e até mesmo a depressão. É muito comum uma pessoa alternar entre quadros de ansiedade e de depressão, pois uma condição pode gerar a outra.

Os sintomas da ansiedade são diversos. Algumas pessoas relatam que sentem coração acelerado, agitação, consequente dificuldade de se concentrar, dificuldade para dormir e relaxar e, muitas vezes, dificuldade para "parar de pensar". O transtorno de ansiedade provoca pensamentos compulsivos e medos exagerados; a sensação contínua de desastres e fracasso acompanha a rotina de uma pessoa ansiosa de tal modo, que pode levá-la a evitar momentos difíceis, fugindo de fazer escolhas e de ter relacionamentos.

Quando criança, o anoitecer era pavoroso para mim. O sol começava a se pôr e minha garganta parecia fechar. Eu chorava por horas no colo de meu pai, sem entender o que estava acontecendo. Ainda hoje eu tenho dificuldade ao cair da noite. É uma inquietação angustiante. Estralo os dedos, fecho e abro as mãos, sento-me na cama com o sentimento de ser um fracasso, sem nenhuma perspectiva do futuro. É isso que o *amanhã* representa: o meu futuro. Um lugar distante e perto, desconhecido, definido por quem eu sou e quem serei, quem eu desejaria ser. Muitas vezes fico sem dormir por dias. É como se todas as noites fossem um cochilo, algumas horas deitada, sem nunca realmente descansar. Estou sempre com sono, sempre querendo dormir e sem conseguir. A ansiedade me deixa horas acordada pensando em como meu dia não foi produtivo e como amanhã será mais um dia sem dormir. Às vezes, choro de exaustão e frustração enquanto encaro o teto do quarto e tento dormir. O único pensamento que me cerca é a decepção.

Há muitos cristãos que sofrem com a ansiedade. Como vimos anteriormente, ela não é uma condição somente de pessoas não cristãs ou de pessoas "sem fé". Grandes exemplos de fé tiveram momentos de dor e luta, sofrendo tanto de ansiedade como de depressão. Os testemunhos são muitos, e ao longo deste livro você verá alguns relatos pessoais. Os nomes daqueles que desejaram não ser expostos permaneceram no anonimato.

A ansiedade tem dois extremos: quando você está animada com algo a ponto de não parar quieta e quando você não consegue fazer nada. Muitas das vezes tentava resolver a ansiedade com a comida, e isso se tornava uma compulsão — já houve casos em que acordei de madrugada apenas para comer um biscoito e voltar a dormir. Lembro-me de quando toda a noite eu acordava com medo de me atrasar para a aula, mesmo com o despertador programado. Não tinha uma noite que eu dormia direito; eu acordava exausta. É um sentimento de angústia; você não sabe o que vai acontecer, como vai acontecer, e isso sempre me fez pensar por um lado pessimista, nunca pensava que as coisas poderiam dar certo, para não me decepcionar no final. (Juliane, Rio de Janeiro, RJ)

Minha ansiedade geralmente se manifesta com um temor profundo e muitas vezes sem um motivo claro ocupando meu coração; com isso, me vejo frequentemente com taquicardia, tremores, "nós" na garganta e suspiros profundos para sustentar a mente que quase sempre está "a mil por hora". Outros sintomas também surgiram sutilmente conforme a doença foi progredindo, como insônia, automutilação, distúrbios hormonais, alterações intestinais e doenças oportunistas (devido à queda da imunidade causada pelo estresse). (Jennifer, Piumhi, MG)

Para o ansioso, o passado é uma constante visita aos erros cometidos durante a vida (todos os erros), enquanto o futuro é um buraco negro e desconhecido que promete fracasso e dor. Dor de possíveis relacionamentos frustrantes, momentos constrangedores e perda.

A primeira vez em que percebi um agravamento da minha ansiedade foi no Ensino Fundamental, antes de uma prova de matemática. Eu devia ter 13 anos, estava inquieta e, no dia anterior, as crises de vômito e diarreia começaram. Na hora da prova senti tanta falta de ar, dor de cabeça e tremedeira, que não consegui realizar o teste escolar. Esses sintomas me acompanharam até o final do Ensino Médio, mesmo tratando com medicamentos e terapia.

O medo é de nunca ser bom o suficiente. Eu não conseguia terminar as tarefas que colocava para mim mesma, com medo de me decepcionar com meu próprio fracasso, decepcionar os outros, minha família e meus amigos. Tarefas simples se tornavam pesadelos, e eu desistia antes de saber se era capaz de realizá-las.

E se der errado? E se? E se? E se?

Quando finalmente conseguia finalizar as tarefas, elas tinham sido feitas com falta de foco, de energia e com muita dificuldade. O resultado era sempre insatisfatório e servia como justificativa para não fazer novamente. Deixar de fazer algo seria uma decepção melhor do que o fracasso de fazer e ser imperfeito.

A maioria das pessoas não sabe quando uma crise de ansiedade vai começar. Às vezes é no meio de uma apresentação de trabalho, em um show de música ou em uma roda de conversa entre amigos. Às vezes, é no ônibus. Durante os meus ataques e o constante sofrimento causado pelo transtorno de ansiedade, minhas mãos costumam tremer, calafrios cobrem minhas costas e meus pulmões decidem parar de trabalhar. Mesmo quando não há uma crise ou um episódio de piora dos sintomas, a ansiedade ainda está ali, mantendo o corpo alerta e a mente trabalhando freneticamente.

Por causa de algum gatilho externo (que pode ser a fala de alguém, algum acontecimento fora do meu controle ou algum pensamento que eu mesma tenho sobre mim), sinto meu coração acelerar, juntamente com um loop de pensamentos e emoções negativos. Às vezes tenho também tremores. (Helen, Timóteo, MG)

Eu fiquei 60 dias afastada da escola porque simplesmente não conseguia ficar em ambientes cheios. Se alguém pegava um estilete, eu acabava segurando meu pescoço e chorava, achava que todos queriam me matar. Na verdade, eu me sentia ameaçada o tempo todo. Nesse período, fiquei em casa; eu chorava do momento que acordava até a hora de dormir; me sentia indisposta e deprimida. Só conversava com pessoas em quem eu confiava muito. (Anônimo)

Comecei a ter a sensação de que meu dedo anelar do pé direito iria entrar por baixo do meu dedo médio, que eles se tornariam um ou ficariam colados. Sim, isso foi bem estranho. Eu tinha a sensação de que eles não poderiam se tocar. Era inevitável, e quando isso acontecia, minha respiração acelerava e todo o ciclo da ansiedade recomeçava. Imagine como era estar na faculdade, de tênis e no meio da aula e me lembrar de que os dedos estavam se tocando. Era um terror. Por vezes cheguei a bater o pé no chão porque, com o impacto, eles se afastavam e aquilo me aliviava por segundos. A coisa piorou quando passei a ver como única saída a amputação do meu dedo anelar — inclusive cheguei a pegar uma faca para arrancá-lo, mas tive um momento de lucidez e consegui me questionar do que eu estava pensando em fazer; assim voltei à racionalidade. (Luiz Fernando, São Paulo, SP)

Segundo dados recentes da Organização Mundial da Saúde (OMS), 18,6 milhões de brasileiros (9,3% da população, conforme dados de 2020) sofrem com o chamado "mal do século". E, quando falamos de ansiedade, não se trata de uma preocupação saudável diante de um acidente ou imprevisto, muito menos aquele medo que surge antes de uma prova difícil. O transtorno de ansiedade impede indivíduos de sair de casa, formar vínculos, viajar, ser emocionalmente independentes e trabalhar. Para o ansioso, tudo é uma situação problemática em potencial: passar mal tentando escolher uma roupa e cancelar o passeio por não conseguir sair de casa; descer do ônibus por medo de desmaiar; não sair de casa pelo que os outros podem achar de você; nunca participar de entrevistas de emprego, pelo risco de não ser contratado.

Em lugar de viver, a vida se torna *um campo minado*.

Eu costumava, e ainda costumo, deixar de atender ligações ou ouvir áudios. Em minha mente — isso desde os 12 anos mais ou menos —, a ligação seria para anunciar a morte de meus pais. Quando criança, passei por uma situação que considero demoníaca. Estávamos eu e minha irmã, Helena, na casa de uma tia-avó, quando liguei para meus pais, que estariam em uma conferência, para saber como estavam. Quem atendeu o telefone foi um homem, que sabia meu nome, o nome de meus pais, e me informou que ambos haviam sofrido um acidente na estrada e falecido. Eu não havia dado informação nenhuma sobre nós, e minha tia-avó, ouvindo a ligação, rapidamente pegou o telefone para fazer perguntas, mas a chamada já tinha sido encerrada. Não conseguimos falar com meus pais por alguns bons minutos, até que ligamos para a organização do evento e fomos colocados em contato com a minha mãe. Meus pais estavam bem, o telefone estava com eles, no silencioso, e ninguém nunca soube quem foi o homem da ligação.

Desde então, atender ligações tem sido um motivo de completo estresse e ansiedade. Mesmo que não seja a respeito de um possível infortúnio com meus pais, uma parte de mim acredita que a ligação é sinal de dor. Meu coração dispara, a irritação surge, o medo do desconhecido bate na porta com força.

É comum traumas resultarem em ansiedade. É comum situações complicadas e medos antigos se consolidarem em ansiedade. Sofrimentos nos acometem e sempre vão nos acometer, até o retorno de Jesus. Inclusive, tais sofrimentos são expostos na Bíblia.

O Evangelho contém inúmeros exemplos de homens que passaram por sofrimentos terríveis e receberam o auxílio do Senhor. As categorias de ansiedade, como conhecemos hoje, não são exatamente as mesmas categorias de sofrimento presentes na Bíblia, dada a distância cultural e o desenvolvimento da psicologia moderna; mas, a partir de análises, podemos colocar situações comparativas para criarmos um caminho de trajetória cristã em meio às nossas angústias.

Na carta de Paulo aos filipenses, fica exposto que o apóstolo captou a ansiedade que permeava aquela igreja. O contexto histórico da época era marcado por uma intensa perseguição do Império Romano contra os cristãos; mesmo na prisão, Paulo decide endereçar uma carta aos irmãos e exortá-los quanto à raiz da ansiedade: a necessidade de controle e a falta de confiança na soberania divina.

A ansiedade pode ser um pecado da falta de confiança em Deus, mas, quando ela se torna um transtorno psicológico, não é tão simples conectar essa condição com a falta de fé. É uma doença, assim como as doenças que traçam limites à vida do indivíduo. A diferença é que essa doença tanto facilita como alarga os efeitos do pecado, se não reconhecida e tratada.

A ideia imaginária do ônibus como um ambiente perigoso influencia a minha percepção de realidade; logo, há um salto irracional do mundo real e o pânico completo. Apesar dos inúmeros tratamentos, o mundo secular não oferece uma possibilidade redentora para esse sofrimento. A única resposta capaz de fornecer esperança nos leva àquele que esteve entre nós e venceu os anseios — Jesus Cristo.

Sempre há um alarme, um detalhe, um gatilho que dispara o início de uma crise de ansiedade. Entre as crises, sempre há um pensamento que desorganiza a linha de raciocínio e faz com que a mente seja dominada pelo medo. A maneira como lidamos com essas situações e a relação que temos com o Criador estão intimamente ligadas. O desejo de controlar pessoas e nossa vida é, no fim, falta de confiança.

Estamos sempre tentados a tomar o lugar de Deus e desafiar sua autoridade soberana — um resultado da queda e de nossos corações quebrados. Quando olhamos para as possibilidades do futuro e não enxergamos o que nos espera, somos incentivados pelo medo a nos isolar, desistir, fugir. Na maioria das vezes, a resposta é involuntária. Pode ser uma dor insuportável influenciada pela química cerebral ou por traumas experimentados, mas ainda assim é um pecado. Quando afirmo que é um pecado, não estou dizendo que não há fé ou vida espiritual, mas que estamos condicionados por uma estrutura de queda que nos atinge individualmente e nos faz sofrer.

Ser um cristão com transtorno de ansiedade é uma luta absurda. Como confiar em Deus? Como renunciar ao controle? Como largar meu passado, entregar meu futuro e viver no presente? A ansiedade é composta por reações emocionais e físicas intensas incentivadas por comportamentos e situações específicos. O ônibus, por exemplo, é um ambiente difícil para mim. É lotado de pessoas, todas falando ao mesmo tempo, e costuma causar em mim uma sobrecarga de elementos estimulantes. Sem conseguir lidar com a quantidade de estímulos, a mente pode decidir se proteger, entrando em estado de defesa e desencadeando, talvez, um ataque de pânico ou uma extrema dificuldade de respirar. Tal processo pode se tornar um hábito e até criar uma fobia permanente.

A vida muda quando há a identificação de um transtorno de ansiedade. É preciso reaprender a viver, reorganizar o que acreditamos ser importante. Justamente por admitir a vulnerabilidade a esse pecado, é necessário tomar medidas preventivas especiais.

Ser cristão e ansioso é entender que podemos não conseguir viver no presente e ser confrontados diariamente no que se refere ao controle dos aspectos da vida, mas sabemos que Deus é piedoso, nos sustenta em amor e é justo. Ele compreende nossas falhas, sabe das nossas lutas internas e nos acolhe como filhos.

Ser cristão e ansioso é saber que Deus trabalha em nossos corações através de nossa fragilidade. Sofremos e somos moldados. Em nosso entendimento de que somos falhos, podemos enxergar o quanto dependemos do Senhor para viver diariamente, e até mesmo viver plenamente em Cristo.

De que forma o relacionamento com Deus e o entendimento bíblico pode nos levar a uma vida de plena satisfação? Em Filipenses 4:6-7 está escrito: "Não andem ansiosos por coisa alguma, mas em tudo, pela oração e súplicas, e com ação de graças, apresentem seus pedidos a Deus. E a paz de Deus, que excede todo o entendimento, guardará os seus corações e as suas mentes em Cristo Jesus".

Deus supre. Deus cuida. Deus consola. É preciso que o ansioso entenda a grandeza do poder do Senhor, para assim entender que abdicar do controle é menos doloroso do que uma vida de poderio ilusório. Não se trata de uma entrega de olhos fechados, torcendo para que nada de ruim aconteça, mas da certeza de que a vontade de Deus, soberana, é melhor e mais justa do que qualquer desespero e invenção humanos. É uma entrega intencional. Ele permite tribulações, nos moldando em bondade e humildade. Permite que soframos com ansiedade até que o próprio sofrimento seja colocado em suas mãos, para que, a cada dia, sejamos mais parecidos com Jesus.

Mas como posso realmente descansar em Cristo? Em Mateus 11:28-30 está escrito:

> *"Venham a mim, todos os que estão cansados e sobrecarregados, e eu lhes darei descanso. Tomem sobre vocês o meu jugo e aprendam de mim, pois sou manso e humilde de coração, e vocês encontrarão descanso para as suas almas. Pois o meu jugo é suave e o meu fardo é leve."*

O único descanso é a submissão diária de nossas vidas e pecados ao único com poder para perdoar e curar. Não é uma tarefa fácil ou rápida. Ser confrontado é doloroso, saber que a dor ainda vai demorar a passar é angustiante, mas em Cristo podemos ser capacitados com força para suportar.

O CRISTÃO E A DEPRESSÃO

A depressão é um transtorno comum em todo o mundo. Essa condição não é um sentimento de tristeza ocasional, uma perda de interesse repentina por um aspecto da rotina ou pura falta de energia. Sendo de longa duração ou não, com intensidade leve, moderada ou grave, ela pode se tornar uma condição crítica de saúde.

Pode causar um grande sofrimento mental, espelhar sintomas em limitações físicas, atrapalhar o desempenho no trabalho, na escola e nos relacionamentos.

Quando recebi o diagnóstico da depressão, não me importei muito. Eu já sabia o que era, aquela dor no peito sem motivo, a falta de esperança e alegria. Eu sabia e não me importava mais. Eu tinha 14 anos, tinha consciência do que a providência divina falava a respeito dos planos de Deus e tinha raiva. Deus havia me deixado sofrer, como havia permitido o mesmo a milhares de pessoas antes de mim.

Na época eu não sabia que essa raiva não melhoraria em nada minha condição. Era real, mas era mal colocada. Deus havia permitido que o mal acontecesse, mas isso não quer dizer que ele desejava esse mal ou que consentia com o sofrimento humano por prazer. A verdade é que Deus lamenta o pecado e as consequências em nossa vida, e seu sofrimento é tão grande, tão forte, que Ele nos enviou seu único filho para nos salvar da morte e de nós mesmos. Deus não é silencioso diante do mal e de tragédias; sua resposta é firme e clara: fomos acolhidos como filhos e redimidos por meio do sangue de Cristo, e é por isso que a dor, a aflição e a maldade têm data de validade.

Porém, até que as promessas de Deus se cumpram, ainda temos que conviver com as feridas de uma realidade caída, e a realidade da depressão é sombria.

É como encarar a escuridão da noite. Sem luz. Um lugar vazio, sem chão, sem forma e sem ar. A tristeza que encontramos na depressão é um ser que cria braços e mãos, nos empurra dentro de um lago gelado e nos afoga.

Suas garras apertam a garganta e deixam cicatrizes que ninguém vê. É como sentir uma dor infinita, que acorda e exige alimento e volta a dormir quando está satisfeita.

A mente se torna uma prisão, e não há como escapar de si mesmo. É confusão e terror, medo de dormir e acordar no dia seguinte para enfrentar tudo novamente. É como caminhar descalço em um chão com pedaços de vidro e se encarar em um espelho enquanto seu rosto se desfaz em fragmentos.

Na maioria dos meus dias, eu sinto enjoos, dores nas costas e no pescoço. O sentimento é de que estou sempre vazia, sempre tentando enxergar a felicidade que outros parecem viver. Sinto o peso de me sentir sempre sozinha. As pessoas ao meu redor parecem cobrar uma postura diferente, algumas até comentam sobre minha falta de alegria ou motivação. "Você precisa tomar uma atitude diferente, tem que enfrentar isso que está sentindo!" É constrangedor precisar, muitas vezes, responder que estou enfrentando. Todos os dias. Exaustivamente.

Meus relatos não são os únicos.

Há dias (em maior ou menor frequência) em que não tenho energia para fazer coisas simples e não tenho foco em tarefas intelectuais. Sinto grande cansaço mental, mesmo sem ter feito nada que justifique. Entro em um loop de sentimentos e pensamentos negativos a meu respeito, acreditando que não tenho valor ou que as coisas que faço são insignificantes. Toda a realidade ao meu redor parece muito pior do que realmente é e não consigo encontrar uma saída para os problemas (mesmo que sejam simples). (Helen, Timóteo, MG)

O que melhor descreve os episódios em que sofri de depressão refere-se à sensação de vazio e à angústia. Uma era motivada pela outra. A sensação de vazio tirava o prazer de qualquer atividade, enquanto a angústia era como dores no peito extremamente fortes e que pesavam. Nos episódios mais graves, era comum ficar até três dias sem banho ou até sem trocar de roupa; passava o dia deitado na cama, com um notebook em cima do meu peito. (Hudson, São Paulo, SP)

Ideações suicidas, falta de interesse em me relacionar com as pessoas ou até mesmo em sair da cama. Basicamente sinto um desconforto no peito que não some, não importa o que eu faça. (Gabriel, Belo Horizonte, MG)

As causas da depressão se assemelham ao transtorno de ansiedade. A depressão pode ser decorrente de fatores genéticos, ser causada pela bioquímica cerebral ou por eventos vitais, de muito estresse e traumáticos. O humor depressivo é a sensação contínua de tristeza, de desvalorização pessoal e incapacidade de sentir prazeres e alegrias. O mundo se torna vazio, sem cores, sem sons e sabores.

Dependendo da gravidade, perde-se até a capacidade de sentir a tristeza, e o depressivo acaba se encontrando em um "limbo".

Em seu clássico *O demônio do meio-dia*, Andrew Soloman escreveu:

> A depressão é a imperfeição do amor. Para poder amar, temos que ser capazes de nos desesperarmos ante as perdas, e a depressão é o mecanismo desse desespero. Quando ela chega, destrói o indivíduo e finalmente ofusca sua capacidade de dar ou receber afeição. Ela é a solidão dentro de nós que se torna manifesta e destrói não apenas a conexão com os outros, mas também a capacidade de estar em paz consigo mesmo. [1]

Entender o que nos aflige é um passo essencial no processo de autoconhecimento e compreensão da depressão. Entender o que estamos passando possibilita reconhecer a seriedade do sofrimento, os sintomas da doença mental e como podemos receber tratamento para efetivamente melhorar.

Tormentos, autoacusações, sentimentos de culpa e perda de valor próprio são traços comuns da depressão. Nós nos tornamos hipersensíveis a críticas, nos isolamos, criamos mecanismos de defesa para evitar rejeições, porque, no

---

[1]SOLOMAN, Andrew. *O demônio do meio-dia*: uma anatomia da depressão. São Paulo: Companhia das Letras, 2014. p. 15.

RECONHECENDO NOSSAS IMPERFEIÇÕES   51

fundo, acreditamos que é impossível que sejamos amados de verdade. É a perda de nós mesmos, do que acreditamos que somos, para nós e para os outros. E, infelizmente, não sentimos esperança de que isso seja revertido. Não conseguimos acreditar no amor, em amar e sermos amados, em sermos felizes. A tristeza parece nos corroer por dentro, e o vazio que nos engole é desesperador.

[...] A primeira coisa que vai embora é a felicidade. Não é possível ter prazer em nada. Isso é notoriamente o sintoma cardeal da depressão severa. Mas logo outras emoções caem no esquecimento com a felicidade: a tristeza como você a conhecia, a tristeza que parecia tê-lo conduzido até esse ponto, o senso de humor, a crença no amor e na sua própria capacidade de amar. Sua mente é sugada a tal ponto que você parece um total imbecil, até para si próprio. Se seu cabelo sempre foi ralo, parece mais ralo ainda; se você tem uma pele ruim, ela fica pior. Você cheira a azedo até por si mesmo. Você perde a capacidade de confiar nas pessoas, de ser tocado, de sofrer. Posteriormente, ausenta-se de si.[2]

Em se tratando de enfrentar a depressão, é um consolo saber que a Bíblia trata de sentimentos humanos, como tristeza e angústia. Em Provérbios 18:14 está escrito:

---

[2]Ibidem, p. 19.

"O espírito do homem o sustenta na doença, mas o espírito deprimido, quem o levantará?"

Quem nos levanta, diante de qualquer situação, é o nosso Deus. Ele está conosco até nos momentos de desesperança, nos sustentando quando acreditamos que não há uma alternativa. Ao lermos a Bíblia, conhecemos diversas histórias de homens servos e fiéis ao Senhor que passaram por lutas e desafios; relembrar essas narrativas pode nos ajudar a manter nossa fé em Cristo.

O SENTIDO DO SOFRIMENTO PARA CORAÇÕES EXAUSTOS

*Porque a vós vos foi concedido, em relação
a Cristo, não somente crer nele, como também
padecer por ele.* (FILIPENSES 1:29)

Ninguém gosta de sofrer, mas a verdade é que não temos escolha. Neste mundo ferido, podemos, às vezes, nos deparar com as consequências dos nossos atos, ou com dores que sequer provocamos, mas precisamos ter em mente que Deus promete sempre estar ao nosso lado.

O sofrimento tem um papel muito específico na vida cristã. Em todo relato bíblico, somos apresentados a histórias de homens e mulheres que enfrentaram vários níveis de sofrimento. Nosso próprio salvador, Jesus Cristo, foi coroado com espinhos enquanto carregava o peso do pecado do mundo em seus ombros.

A *providência* é Deus cumprindo sua promessa de estar presente quando sofremos, de nos sustentar quando não podemos mais. E, ao entender o amor de Cristo e seu cuidado, somos transformados. Ao entender que certos momentos da nossa vida não são em vão, até mesmo as dores, podemos crescer como pessoas, assim como Jó, que perdeu tudo, mas foi transformado pelas circunstâncias e pela angústia.

Podemos nos perguntar: Onde está Deus enquanto sofro? A resposta é bem simples: *Ele está conosco*!

Contudo, qual o sentido de sofrer? Sabemos que o mundo foi desvirtuado por causa do pecado e, por isso, estamos fadados a passar por sofrimentos, mas há algum sentido nisso?

O sentido é o que nos traz significado. O sentido da vida cristã é Cristo, e, se podemos encontrar um sentido em meio ao sofrimento, é que logo estaremos com Jesus em um mundo redimido e pleno. Encontramos um sentido quando afirmamos que há uma solução, um significado último de viver e suportar a dor — e há! O sentido é que nosso sofrimento não é o fim da linha.

Em seu livro *Em busca de sentido*, Viktor Frankl escreveu: "Será que tem sentido todo esse sofrimento, toda essa morte ao nosso redor? Caso contrário, não faz sentido sobreviver; uma vida cujo sentido depende de semelhante eventualidade — escapar ou não escapar —, em última análise, nem valeria a pena ser vivida".[1]

Todos nós podemos nos identificar com a história de Jesus. Ele sofreu para que nosso sofrimento não fosse em vão. Descobrimos que em Cristo nossa dor pode realmente nos transformar; ele está conosco em cada momento de sofrimento, pois sentiu nossas dores na Cruz, todas elas. Tristezas desesperos, angústias e desolações — cada sofrimento foi carregado e transformado por Jesus.

Quando compreendemos que há sentido em nosso sofrimento, que ele nos ensina e humilha, vemos que algo é moldado: uma sensibilidade, compaixão e sabedoria que nunca poderíamos ter adquirido de outra forma. Aceitamos nossa humanidade, nossa imperfeição, nossos pecados e aflições, e nossa missão e alvo são revelados — viver, confiando em Deus, na jornada da santificação, justificados e salvos por Cristo, aguardando a Eternidade e a redenção de todas as coisas.

O sofrimento, então, é um modo de Deus nos dar a oportunidade da semelhança com Cristo. Em Romanos 8:17,18 está escrito:

Se somos filhos, então somos herdeiros; herdeiros de Deus e coerdeiros com Cristo, se é certo que sofremos com ele, para que também participemos

---

[1]FRANKL, Viktor. *Em busca de sentido*: um psicólogo no campo de concentração. 3. ed. Petrópolis: Vozes; São Leopoldo: Sinodal, 1993. p. 103.

da sua glória. Considero que os nossos
sofrimentos atuais não podem ser comparados
com a glória que em nós será revelada.

A dor não será em vão, e nela há a promessa: assim como sofremos, Cristo sofreu; e, assim como Cristo foi glorificado, assim seremos. E nada, absolutamente nada do que passamos poderá se comparar com a plenitude e a glória que há de ser revelada. O mar revolto existiu para que Jesus o acalmasse. O templo foi destruído para que Cristo o fizesse novo. Ainda vamos chorar, suplicar, ajoelhar e erguer as mãos aos céus por socorro. Ainda vamos pedir por respostas e até nos irar e pensar em desistir. E, ainda assim, não há como negar a transformação que Cristo faz em nós quando não há para onde correr além de seus braços.

O sofrimento me mostra que qualquer tentativa de controle é ilusória. Nossa dependência ao Pai é o que nos sustém. O sofrimento quebranta. O ego se quebra e é forçado pelo fogo a ser remodelado em humildade. O sofrimento abre os olhos para a dor dos outros e a importância dos relacionamentos. A escuridão só pode ser redimida pelo ardor da esperança da Cruz. E pela graça de Deus, todo pesar, luto e desesperança é acolhido pelo Senhor, que sofre conosco, e transforma a dor em ânsia pela eternidade. Cristo preenche o que está vazio. Ele refaz o que está desfeito. E restaura o que está morto. Deus redime nossa dor quando compreendemos que o propósito de sofrer é confiar na soberania divina.

Nenhuma força poderá nos arrancar das mãos do Pai. Nem a dor ou a morte, nem a depressão ou a ansiedade, ou as maldades e injustiças. Nossos traumas também não, ou o medo, a culpa e a vergonha. Nada disso pode nos tirar da soberania de Cristo, pois Ele é a fortaleza em nossas batalhas.

Em Tiago 1:12 está escrito: "Feliz é o homem que persevera na provação, porque depois de aprovado receberá a coroa da vida que Deus prometeu aos que o amam". Esse trecho revela muito sobre o propósito do sofrimento. É um modo de Deus nos dar a oportunidade da semelhança com Cristo. De persistir, ajoelhar, clamar. Isso não quer dizer que Deus se alegra com a dor, mas que ela pode ser usada para nos moldar, para nos guiar a um caminho de humildade e sabedoria.

Eu achava que tudo ficaria bem quando eu parasse de sofrer. Que meu futuro seria brilhante assim que a tristeza me abandonasse e a angústia desaparecesse. Que eu seria uma cristã melhor, uma filha melhor, e esse período sombrio poderia ser enterrado e esquecido. Quanto mais o tempo passava e as dores não cessavam, mais a culpa de não ser "vitoriosa" no processo de cura crescia. Mais eu desistia da ideia de que a vida era boa. Afinal, eu já deveria estar melhor. Tantos anos de terapia, remédios, aconselhamentos e orações deveriam ter tido efeito, não é?

A verdade é que esquecemos que não somos nós quem tecemos a jornada da vida. Deus não se alegra na dor que padecemos, mas é glorificado quando somos transformados por ela. *Somos peregrinos*. Peregrinos nesse mundo de aflições e peregrinos nessa jornada de santificação longa e dolorosa. Os vales de dor não podem nos afastar de Cristo, pois Ele é a luz e a bússola na escuridão até os verdes pastos da Eternidade.

Se não fosse o sofrimento correndo em meu coração, talvez a arrogância, o desejo de poder e a maldade teriam se enraizado e destruído minha vida. Se não fosse pela angústia que me fez acordar diante de minha incapacidade de controlar as coisas e de buscar a Deus com todas as forças, minha história poderia ser outra.

Abraçar o tipo certo de redenção que Deus nos aponta é o desafio do cristão. Não é à toa que Jesus, nosso salvador, é também o servo sofredor que lemos em Isaías 53. O Cristo que foi torturado e crucificado é o mesmo Cristo que redime Israel por meio do sofrimento, manifestando a glória do Pai. A redenção apontada pelo Senhor na narrativa de Cristo é que o sofrimento é necessário, mas também revela que a redenção de todo o sofrimento é o amor.

Por meio do sacrifício na cruz, o maior ato de amor transformou a história e tudo que conhecemos. Quando compreendemos a estrutura da salvação, o caminho trilhado por Jesus, somos confrontados com a verdade pascal — o Cordeiro precisava ser sacrificado para que o amor transcendesse a própria morte. "Coroado com espinhos" não é uma metáfora, mas a realidade do exemplo que devemos nos propor a seguir; portanto, como Cristo é a cabeça da Igreja e sofreu, nós, o corpo, padecemos com ele.

Nosso sofrimento tem significado porque sofremos Nele! Há graça na jornada e no sofrimento porque Cristo triunfou sobre a dor. E, porque Cristo triunfou e se entregou por amor, precisamos nos entregar. O sofrimento ainda será doloroso. A dor ainda será devastadora. Compreender o sentido do sofrimento não retira a angústia que sentiremos, mas nos cura do ressentimento e da amargura que podem tomar conta do nosso coração.

Não sou uma santa percorrendo o caminho da dor imaculadamente e me mostrando vitoriosa, feliz de passar pela depressão que consome como gelo e fogo, e pela ansiedade que me afoga em um oceano de mentiras. Se houvesse a escolha de não sofrer, seria covarde o suficiente para escolher tal caminho. Mas não há. Sofro e me encolho diante do sofrimento, mas lembro daquele que é capaz de atravessar as trevas.

Não podemos demandar que Deus nos livre de problemas ou resolva nossas questões da maneira que acharmos melhor. Somos nós que devemos responder com fé diante das situações em que nos encontramos, vivendo uma vida que nos atrai para mais perto da humildade de Cristo. A dor clareia a visão e derruba os egos teimosos e traiçoeiros, como o meu. Hoje, vejo o sofrimento caminhando para o destino da esperança ao invés do desespero, para além de mim e do pensamento de que "mereço ou não o que estou passando ou já passei".

Parafraseando C.S. Lewis em *O problema da dor*,[2] a angústia e a dificuldade são Deus gritando através de um megafone em nossa dor. O Senhor diz: "Volte! Se arrependa. Volte, filhinho, pois sou forte por nós dois". Deus não está parado ou em silêncio; seu agir, seu consolo e seu amparo são constantes, mesmo quando não o vemos.

A dor não é um castigo de Deus, apesar de poder ser uma ferramenta para os seus propósitos. Assim como somos barro nas mãos do Criador, a dor é barro nas mãos do Soberano. Podemos passar pelas tempestades, mas Deus vê tudo, sabe de tudo e constantemente nos molda, nos transforma, nos salva e nos resgata.

Cristo sofreu para nos redimir e nós persistiremos até que a redenção venha. Podemos orar por cura e milagres, mas também precisamos aceitar a possibilidade de que Deus deseja que passemos pelo caminho da aflição até que o reino seja estabelecido. Para quê? Para sofrermos com Cristo e mediante Cristo; para revelar o infinito amor e a grandeza de Jesus; seu poder é grande em nossas fraquezas.

Acalme o seu coração. Espere. Agarre-se em Jesus enquanto caminha.

Você, que está passando pela escuridão, que não vê uma luz em seu futuro ou sente-se afundando, saiba que há um vale, uma praia tranquila, um paraíso logo ali. Quando Cristo vier e nossa dor for redimida, tudo será compreendido.

Não tema a noite, nós amanheceremos.

---

[2]LEWIS, C.S. *O problema da dor*. São Paulo: Thomas Nelson Brasil, 2021.

REAPRENDENDO A VIVER

Pois em ti está a fonte da vida; graças à tua luz, vemos a luz. (SALMOS 36:9)

Quando estamos abatidos, o mundo pode parecer sem cor. Aprender a ver as cores novamente, sentir os sabores, reconhecer momentos genuínos de beleza da criação e amor entre as pessoas pode levar tempo. É como uma pessoa que precisa de um par de óculos para voltar a enxergar. Quem sofre com depressão e ansiedade pode "voltar a enxergar", mas precisa de ajuda extra. Os olhos não funcionam tão bem sozinhos, mas, com uma ajuda, o mundo pode voltar para os eixos, as formas podem voltar ao normal e, as nuanças, ganhar mais brilho.

É preciso reaprender a viver. E reaprender a viver consiste no enfrentamento de nossos medos, nossas dores e fraquezas.

Reajustar o foco é o primeiro passo para reaprendermos a viver. Quando passamos por momentos extensos ou profundos de dor, nossa identidade pode parecer fragmentada. Por isso, entender quem somos na criação de Deus é tão importante, pois a perda desse entendimento distorce nosso valor e nossa esperança de redenção.

Somos filhos, somos parte do Corpo. Somos a noiva que aguarda com lâmpadas cheias de azeite, vigilantes, o Salvador, aquele que tem no coração o desejo de servir o Pai e acolher os feridos. Jesus é o amado que se entrega, e ele chama a todos que acreditam estarem longe demais do perdão. Cegos e frustrados, perdidos e fracos. Nos chama a ser como Ele é. Sermos como Jesus significa que, assim como ele ressuscitou, a redenção de todas as coisas nos espera. Sermos como Jesus significa que Ele nos dará graça para cumprir seus mandamentos. Significa que não precisamos procurar nossa identidade por aí: ela já está definida. Nossa identidade também não pode ser destruída pelo que fazemos ou sofremos, já que não é mérito nosso, é dádiva e misericórdia.

Reaprender a viver é reaprender a ver e desejar alegria. Reaprender a ver a beleza que revela a glória de Deus e ser quebrantado. Reaprender a confiar, a amar, a servir com humildade e lutar contra as mentiras que tentam nos engolir. Reaprender a falar, a ouvir e a andar. O caminho de quem deseja escolher a porta estreita é uma estrada para reaprender. O caminho para viver com ansiedade e depressão, enfrentando e convivendo, é uma estrada que nos leva a amar mais a Deus, com toda nossa força e fraqueza.

Reaprender demanda coragem. A verdade pisou na cabeça da serpente e nos livrou das amarras que hoje nos prendem. Não somos mais escravos do medo e da culpa. Somos livres para chorar e sorrir, porque Deus nos resgatou. Se um dia você acordar e sentir que a escuridão lhe permeia, saiba que Deus está com você. Se até mesmo você sentir que desistiu, sempre há esperança.

Volte. Comece de novo.

COMO ENFRENTAR A ANSIEDADE E A DEPRESSÃO?

Pois assim como os sofrimentos de Cristo transbordam sobre nós, também por meio de Cristo transborda a nossa consolação.
(2Coríntios 1:5)

Não há resolução imediata. A luta contra a ansiedade pode durar anos. Décadas. Uma vida inteira. Às vezes, as consequências de tal transtorno podem exigir um tratamento medicamentoso, uma terapia extensa e longas orações. Podem causar raiva, tristeza, fraqueza, mas é nesses momentos que mais precisamos de Cristo. Em nosso sofrimento, Ele floresce. "Porque dele, por ele e para ele são todas as coisas. A ele seja a glória para sempre!" (Romanos 11:36) Tudo o que Deus faz é para a sua própria glória, e, em nossa fragilidade, o resplendor e a força de Deus se revelam. É necessário proclamar a verdade na prática.

Concentrar-se no Evangelho e orar quando passamos por crises de ansiedade é difícil. A frustração que sentimos ao fracassar em orar e ler a Bíblia regularmente aumenta a ansiedade e cria um ciclo vicioso, mas é necessário não desistir. É nesse exato momento que nosso relacionamento com Deus deve ser fortalecido.

Entregar a vida ao Senhor e clamar por ajuda é um processo diário. Precisamos afirmar constantemente que não temos controle sobre nosso futuro. Não se trata de deixar de lado a organização da sua agenda, ou, por exemplo, não planejar sequer as férias com a família, mas de renunciar ao controle, descansar em Deus e compreender que, independentemente da situação pela qual vamos passar, Ele está conosco.

Em seu livro *Superando a tristeza e a depressão com a fé*, Richard Baxter diz o seguinte:

> A tristeza excessiva sufoca todo o senso confortador da bondade infinita e do amor divino, e por meio disso impede que a alma ame a Deus; por isso, também, é um adversário para uma vida de santidade. É extremamente difícil uma alma atribulada compreender toda a bondade divina, mas é muito mais difícil julgar que Deus seja bom e amável para com ela.[1]

---

[1]BAXTER, Richard. *Superando a tristeza e a depressão com a fé*. São Paulo: Vida Nova, 2015. p. 28.

Eu diria que não somente a tristeza excessiva, presente na depressão, mas também a ansiedade é capaz de formar uma lente falsa sobre a piedade e a bondade de Deus. Nossos sofrimentos não representam o abandono do Senhor, nem indicam que ele tenha um caráter cruel. A maldade presente no mundo não diz nada a respeito da natureza de Deus, apenas sobre a condição amaldiçoada dos homens. O pecado que nos cerca conta a história de desobediência do ser humano, do nosso coração endurecido e da maldade que nós somos capazes de fazer.

A verdade, porém, é que Deus é bom. O tempo todo Ele é bom. Em sua bondade, misericórdia e amor, o Senhor nos sustenta quando estamos fracos.

Enfrentar o sofrimento não é fingir que ele não está lá, oferecer sorrisos de mentira ou parar de dar atenção às dores, mas compreender que a esperança cristã está na redenção de todos os males e doenças. A esperança cristã está no Reino Eterno do Pai. A esperança cristã está no contentamento de sermos sustentados enquanto choramos. A esperança cristã está em Cristo.

A angústia é um deserto, um vale de ossos. É a estrada seca em que muitos se perdem sem a bússola da Cruz. É o medo da morte, o medo da finitude, é a busca por controle e a cegueira. É o choro durante a noite. Dói, sangra, sufoca. Eu sei. Em minhas crises de ansiedade e depressão, a angústia faz doer meu peito, rasga minha garganta e arranca meu fôlego. A angústia é tão dolorosa, tão horrível porque aponta a miséria, a fragilidade, a pequenez. A minha, a sua.

A angústia é um dos sentimentos que mais assombram nossa alma. Alguns corações são visitados por ela mais frequentemente, e nós, cristãos, não estamos libertos dela. A verdade é que até mesmo a vida cristã, a vida que devemos ter, pode nos levar a desenvolver novas angústias. Lidar com a agonia, com o desespero, e reaprender a viver apesar disso é um desafio. Se você se encontra em um vale sombrio, entre abismos em que a morte ou o abandono da fé parecem a única solução, me escute: não há lugar terrível ou escuro o suficiente ao qual Deus não possa iluminar.

Cristo domou sua própria angústia para que a nossa fosse redimida. Cristo derrotou a finitude. Cristo derrotou as opressões e armadilhas que você enfrenta hoje. Cristo derrotou o inferno. Chore, deixe o peito rasgar e arder. Que as lágrimas de dor e angústia limpem as feridas. A graça abunda em nossa escuridão até que a aurora brilhe. A graça muda o valor da angústia. Que a raiva, o medo, a solidão, a insignificância de sua angústia sejam transformados. Deixe que a angústia seja barro nas mãos do Criador.

Em Naum 1:7 está escrito: "O Senhor é bom, um refúgio em tempos de angústia. Ele protege os que nele confiam". A Palavra nos revela que crer em Deus é estabelecer um compromisso permanente e confiar em sua bondade, cuidado, justiça e providência; mas, para confiarmos com plenitude, precisamos purificar o nosso coração. Coloque diante do Senhor o seu coração. Peça por renovação, por transformação. Peça a Deus para que ele limpe suas feridas, seus medos e dores.

Ouça, meu irmão e irmã, Deus fala. Ele fala através de sua Palavra, de sua criação, da comunhão entre irmãos e em nosso coração. Leia a Bíblia, meu irmão e irmã, Deus fala. Ajoelhe-se diante do Senhor e diga: "Deus, estou aqui, preencha-me, salve-me, purifique minha alma, e que o Seu perdão e misericórdia me tornem nova criatura, disposta a amar, e servir, e testemunhar Sua bondade".

Coragem, irmãos! Viver uma vida de coragem não significa arriscar, buscar aventuras e adrenalina, quebrar rotinas e ser audacioso. Significa continuar vivendo a dolorosa, e às vezes trágica, vida ordinária e vulnerável. Continuar caminhando, mesmo com os pés cansados, o corpo cheio de dores e a alma ansiosa ou triste. Esse tipo de coragem dói. Os altos e baixos que vivemos podem nos fazer acreditar que a coragem não é compensadora, afinal, por que continuar? Se estou sofrendo, se reconhecer meus pecados e comportamentos ruins me faz me sentir inferior, se minha ansiedade não vai embora, por que não desistir?

"Espere no Senhor. Seja forte! Coragem. Espere no Senhor" (Salmos 27:14). É preciso coragem para viver a vida que nos foi reservada. Essa é a importância da espera, a confiança que adquirimos no Senhor. É preciso coragem para manter os olhos e o coração em Cristo. Chorar sabendo que há um propósito em percorrer essa estrada redime o próprio sofrimento que avassala o peito.

Além de tudo o que vimos, enfrentar a ansiedade e a depressão demanda perdão. Há alguns anos, tatuei "70x7" em meu pulso esquerdo. Na época, minhas crises estavam altíssimas, e eu entrei em um deserto sem vida. Não acreditava que Deus me socorreria, ou que os males que eu houvesse causado poderiam ser perdoados. E, se a misericórdia de Deus fosse grande o bastante para me salvar, eu não poderia me perdoar. Foi então que, em um ato desesperado, fiz a tatuagem. Era uma verdade de Deus que não passava de uma mentira em meu coração. Quando coloquei na pele, fui obrigada a encarar as palavras de Jesus diariamente. Não estou contando essa história para que façam tatuagens ou para dizer que precisei tatuar para acreditar em Cristo, mas apenas para enfatizar a grandeza que o perdão tem no enfrentamento da ansiedade e da depressão.

Quando percebi que não havia alternativa, que o profundo arrependimento me livrava do fardo ao qual eu me agarrava, a vida se transformou. Não de um dia pro outro, mas gradualmente, como uma sementinha de mostarda. Procurando entender o perdão, fui confrontada com minha arrogância em achar que sabia mais da minha dor e dos meus sofrimentos do que Deus.

Deus já julgou nossos atos. Em Cristo fomos justificados. Por que, então, nos apegamos às migalhas de pecado que ainda nos restam para nos afastar do Pai? Eu havia tornado minha dor uma justificativa para "punir" Deus e diminuir meu valor. Até que o perdão foi como espada abatendo a escuridão e o constrangimento me fez perceber: posso sofrer, mas em Cristo. Não mais sozinha, não mais com culpa, mas em testemunho e com esperança.

A fórmula específica para enfrentar a ansiedade, a depressão e qualquer outra dor e limitação é desfazer-se de si, até que o sofrimento seja entregue para aquele que pode transformar o pranto em alegria.

VIDA ESPIRITUAL: DESAFIOS E LIÇÕES

Entregar nosso fardo a Cristo deve se tornar uma tarefa diária. Deus sabe das nossas dores e pensamentos, mas isso não substitui um relacionamento íntimo com o Senhor, de oração e devocional. Para que se torne um hábito e um desejo em nossos corações, é preciso que haja um esforço constante de submissão.

Todos os dias, ao acordar e ao nos prepararmos para dormir, precisamos pedir ao Senhor por sustento, consolo e força para suportarmos o que nos será dado. Deus não precisa de orações longas e rebuscadas, mas de um clamor verdadeiro. Um desejo real de arrependimento e entrega. Se a elaboração for difícil, utilize as palavras já escritas na Bíblia. Há diversos versículos e Salmos que descrevem nosso estado de espírito e nos auxiliam a expressar nossas dores e lutas internas.

Em Salmos 94:19 está escrito: "Quando a ansiedade já me dominava no íntimo, o teu consolo trouxe alívio à minha alma". O consolo nos cativa, a promessa nos transforma e aquieta a alma ferida. Temos que acreditar nas palavras do Senhor e buscá-lo de todo o nosso coração. Ao final do Sermão do Monte, Jesus propõe uma reflexão sobre os caminhos que escolhemos, as estradas que percorremos e as portas que atravessamos. O texto nos diz que há a boa estrada, o caminho correto que aponta para Cristo; e a estrada do ego, que acaba em uma trilha vazia.

Poucos são os que escolhem um relacionamento com Deus, a santidade, a perseverança e a disciplina que a vida espiritual verdadeira exige. Poucos são os que escolhem o caminho de Cristo, mas Deus os supre e guarda. As Boas Novas trazem a mensagem da promessa e redenção, mas também da dificuldade do nosso coração diante do pecado, afastando-nos de dedicar nossa vida ao Senhor como lhe é devida. Ele nos ensina: "Entre pela porta estreita" (Mateus 7:13).

A vida espiritual é essencial para o cristão. Acredito que a única forma de sermos melhores é com a graça misericordiosa de Deus, buscando compreender o pecado que nos aflige, seu poder destrutivo e predatório, e, então, pedindo a Deus por transformação em seu abundante amor.

Não há outra forma: as disciplinas que moldam nossa espiritualidade — oração, leitura bíblica, comunhão — são essenciais. Quem deseja passar a Eternidade com Deus, deseja um relacionamento com Ele. Nosso relacionamento com Deus dita o que o nosso coração acredita e deseja. Buscar a Deus, se entregar e realizar o devocional são hábitos da vida cristã; não podemos deixá-los de lado.

A vida cristã é uma vida de arrependimento, fé e obediência. O nosso propósito é sermos conformados à imagem de Cristo, sendo redimidos e compartilhando, ao final, da glória da Eternidade. Quando nos dedicamos diariamente ao Senhor, demonstramos nossa fé enquanto lapidamos os desejos do nosso coração. Em diversas passagens bíblicas é revelada a importância da transformação do nosso coração, de onde fluem as fontes da vida (Provérbios 4:23), mas também onde está a raiz de todos os nossos males (Marcos 7). A redenção dos nossos desejos é importante demais para não ser prioridade — Deus nos chama a cuidar do nosso coração.

Corações exaustos, feridos, irados, afundados em vícios e perdidos no deserto da dor, Deus chama vocês para um relacionamento de amor e graça. E, como em qualquer relacionamento, há a necessidade de doar tempo, serviço e intencionalidade.

Nós enchemos nosso tempo com trabalho, amizades, atividades que gostamos; vivemos na correria e justificamos a inexistência de compromisso responsabilizando a rotina, quando o que nos falta é vontade e disciplina. Precisamos nos esforçar para criar um espaço em nosso coração para o agir de Deus.

"Permaneçam em mim, e eu permanecerei em vocês. Nenhum ramo pode dar fruto por si mesmo, se não permanecer na videira. Vocês também não podem dar fruto, se não permanecerem em mim" (João 15:4).

O poder da oração

A primeira vez que Jesus nos ensina a orar é com a Oração Dominical, ou Pai-Nosso. Os discípulos o questionam, e

Cristo nos revela a base para ter um relacionamento íntimo e direto com Deus-Pai.

Em seu livro *Orando com os Salmos*,[2] Bonhoeffer diz que todas as orações da Bíblia são resumidas no Pai-Nosso, tendo uma amplitude tão infinita, que abrange o que elas significam e se propõem a fazer. É por isso que vou abordar o tema enquanto refletimos sobre a Oração Dominical.

"PAI NOSSO QUE ESTÁS NO CÉU"

Quando Jesus decide ensinar o que é uma oração, podemos ouvir a palavra do próprio Senhor. Quando iniciamos a oração do Pai-Nosso, invocamos Deus, como um convite para que Ele entre em nossa vida. É disso que precisamos, de uma vida guiada por Deus, transformando nossos corações. O termo "Pai" é fundamental e revela a adoção. Somos salvos, justificados, e acolhidos como filhos.

"SANTIFICADO SEJA O TEU NOME"

O início da oração que Jesus ensina nos remete a várias orações feitas em Salmos. Isso funciona como uma preanunciação — o Velho Testamento nos apresenta o que há de vir. Em Salmos 50:15 está escrito: "e clame a mim no dia da angústia; eu o livrarei, e você me honrará". Salmos diz que devemos chamar por Deus e glorificá-lo; enquanto no Pai-Nosso clamamos por sua presença e dizemos "santificado

---

[2]BONHOEFFER, Dietrich. *Orando com os Salmos*. Curitiba: Esperança, 2019.

seja o Teu nome". A palavra *santificado*, em grego, significa glorificar, ser digno de glória.

A Palavra de Deus se completa e não dá pontos sem nó. Assim como a Bíblia é o que Deus deseja comunicar a nós, a oração é como podemos nos comunicar com o Pai. Precisamos estabelecer uma relação íntima para que uma confiança forte e uma fé significativa sejam construídas, algo fundamental quando sofremos de ansiedade e depressão.

"VENHA A NÓS O TEU REINO E SEJA FEITA A TUA VONTADE, ASSIM NA TERRA COMO NO CÉU"

Quando pedimos que o reino de Deus venha, estamos pedindo que Ele termine o que começou e estabeleça a promessa de um reino redimido. Estamos pedindo ao Senhor que venha e se revele ao mundo, que faça sua vontade e ponha fim a toda dor e injustiça. É um trecho que revela que não oramos a Deus para satisfazer nossas vontades, mas para pedir ajuda e, ao mesmo tempo, nos lembrar da nossa completa dependência do Senhor. Isso não quer dizer que devemos ser passivos ou sem desejos para a nossa vida, mas que as nossas vontades estão alinhadas a Cristo.

"O PÃO NOSSO DE CADA DIA DÁ-NOS HOJE"

Temos a certeza de que precisamos do Senhor para nos sustentar, e, quando pedimos para que ele nos sustente, estamos reconhecendo que Ele é o Criador e mantenedor de tudo o que temos e somos. Quando dizemos "nosso" pão, nos lembramos de que fazemos parte de uma comunidade e partilhamos com nossos irmãos no corpo de fé. Temos que interceder uns pelos outros, cuidar dos nossos irmãos e orar por eles. Temos que aprender a conviver de forma harmônica, zelando pelos irmãos com transtornos psicológicos, lutos e outros desafios.

Quando pedimos a Deus pelo sustento de *hoje*, renunciamos ao nosso futuro. Isso não significa que não podemos planejar ou sonhar com o futuro, mas que não precisamos nos preocupar de maneira excessiva. É preciso aprender a descansar no Senhor.

Esse aprendizado não acontece de um dia para o outro, é uma *tarefa diária*. Quando pedimos pelo "pão", estamos pedindo por sustento material e espiritual. Em João 6:35 está escrito: "'Eu sou o pão da vida. Aquele que vem a mim nunca terá fome; aquele que crê em mim nunca terá sede'".

"E PERDOA AS NOSSAS DÍVIDAS, ASSIM COMO TEMOS PERDOADO AOS NOSSOS DEVEDORES"

Um ponto crucial da oração é a *confissão*. Sem a confissão dos nossos pecados, não há perdão divino ou restauração. Quando nos arrependemos de coração, somos perdoados por Deus e libertos da culpa. Apesar de estarmos livres de culpa, isso não significa que estamos livres do *sentimento de culpa*. Muitas vezes temos que conviver com o sofrimento que nossas ações pecaminosas nos trazem, mesmo depois de sermos perdoados. É necessário, então, que entendamos nossa condição de total dependência da misericórdia e graça de Deus, e que talvez seja preciso passar pelas consequências das nossas ações, mesmo que sejam duras e dolorosas.

Mas e quando as consequências e o sofrimento não são causados pelas nossas ações, mas pelas ações dos outros? Acabamos entrando em outro ponto fundamental da vida cristã, da oração e do relacionamento com o Pai. Somos chamados a perdoar quem nos ofende e machuca, pois assim somos perdoados.

É difícil tratar desse tema quando falamos de transtornos psicológicos. Quando as ações de outras pessoas originam traumas que se tornam obstáculos e gatilhos de dor por toda a nossa vida, é difícil, mas *é preciso perdoar*. Não estou romantizando ou simplificando a coisa; essa é uma parte da jornada de reaprender a viver e percorrer a santificação da qual não há como fugir.

Assim como Deus nos perdoa sem merecermos, temos que perdoar nossos irmãos, até mesmo quando eles não admitem culpa. É claro que, sem admissão de culpa, o caminho de restauração do relacionamento não será completado, mas é importante exercermos o nosso chamado, a nossa responsabilidade.

"E NÃO NOS DEIXE CAIR EM TENTAÇÃO, MAS LIVRA-NOS DO MAL"

Somos falhos, somos imperfeitos. Admitimos neste trecho que, sem o Espírito Santo, não temos outra opção a não ser pecar. Nossas orações devem pedir orientação, pedir ajuda para continuar no caminho correto, que é estreito e, muitas vezes, difícil.

Como pessoas que sofrem transtornos podem cair na tentação de desistir de Deus? Podemos acabar acreditando que Ele nos abandonou, ou que não é um Deus de justiça ou de consolo. Orar para que não sejamos tentados a pensar dessa maneira pode ser transformador em nossa vida.

"Pois Teu é o reino, o poder e a glória para sempre"

A oração do Pai-Nosso termina da mesma forma que começa: *adorando a Deus*. Cada frase na oração que Jesus nos ensina transborda propósito e intencionalidade. Tudo existe pela graça de Deus: a existência humana, o que nos confere dignidade. Tudo foi realizado por Ele e para Ele.

Devemos ser gratos a Deus e continuamente buscar um relacionamento de intimidade com ele. A oração é o momento em que conversamos com o Senhor, mostramos respeito, temor, confessamos nossas aflições, frustrações e até mesmo a raiva que sentimos.

A Bíblia nos diz que, se pedirmos ao Senhor, teremos nosso pedido atendido. Muitas vezes nos frustramos com um suposto silêncio divino ou com a percepção de que o nosso pedido parece não estar sendo atendido. A verdade é que nós precisamos compreender o que realmente significa *ser atendido* em nossas petições.

A oração e o *pedir* são uma trajetória de mudança espiritual, de hábito cristão e de reconhecimento de quem Deus verdadeiramente é. Precisamos ser diariamente lembrados da nossa pequenez. A oração é uma ferramenta para aqueles que choram, pois pela graça de Deus seremos consolados.

A leitura bíblica

O Evangelho é a Palavra de Deus. Para entendermos o que o Senhor espera de nós, é preciso atentar-nos aos seus ensinamentos. Quando lemos a Bíblia, conhecemos a história da Igreja, o caráter de Deus e a mensagem da redenção. É a partir da leitura bíblica que podemos entender quem somos, a quem servimos, qual a nossa realidade e como podemos suportar as feridas do mundo.

A cada nova história no Evangelho, aprendemos mais sobre nós mesmos e sobre como viver neste mundo. Não são narrativas desconexas e sem aplicação real; ao ler e experienciar empaticamente aquelas realidades, podemos comparar e utilizar o que aprendemos nas situações diante das quais somos colocados.

Podemos vivenciar como Jesus a angústia da sua tentação no deserto, testemunhar a fraqueza de Paulo, a fidelidade de Jó e a perseverança de Elias. Podemos nos colocar no lugar de Bate-Seba ao perder seu filho, de Adão ao sair do Éden e descobrir seu chamado fora do Jardim, de Abraão sendo encaminhado ao deserto sem planos ou seguranças materiais.

As histórias bíblicas também nos ensinam como agir quando sofremos, quando falhamos na confiança em Deus ou deixamos de acreditar na esperança redentiva, e nos presenteiam com testemunhos para aprendermos.

JÓ, FIEL NA ENFERMIDADE

A vida é cheia de perdas. Perdas materiais, perdas da saúde e de pessoas que amamos. Apesar de não termos sido criados para sofrer, somos chamados a suportar tribulações em testemunho, mesmo acometidos por aflições impiedosas. No livro de Jó encontramos a história de um homem temente a Deus, fiel; todos os seus bens eram presentes do Senhor. O Diabo, então, acusa Jó de ser piedoso devido à sua prosperidade, e a fé de Jó é colocada à prova.

"Saí nu do ventre de minha mãe, e nu partirei. O Senhor o deu, o Senhor o levou; louvado seja o nome do Senhor" (Jó 1:21). Jó sabia que todos os seus bens eram dádivas entregues por Deus, e que, em seus esforços recompensados pelo Criador, não havia um dia em que sua prosperidade não fosse constantemente sustentada por Deus. Ainda assim, viu o fim de seus recursos, sua família arruinada, sua saúde comprometida. Na história, Deus revela que não havia homem mais íntegro e justo que ele, mas, mesmo assim, permite que desgraças o acometam. O testemunho de Jó é surpreendente, verdadeiramente impossível para um homem com tantos sofrimentos. Em Jó 2:10, ele diz: "Aceitaremos o bem dado por Deus, e não o mal?"

E então, Jó, sofrendo, não pecou contra o Senhor. Em meio à tristeza e ao desespero, ele questiona as murmurações e angústias de sua esposa e agradece a Deus por tudo que o Senhor já o havia dado, mesmo que tudo tivesse sido tirado.

Não há uma forma simples de entender os motivos que levaram Deus a autorizar as provações de seu servo mais fiel, e questionar seus objetivos não é nosso papel, nem apaziguar nosso coração ferido e pecaminoso.

Com Jó, aprendemos a confiar na certeza da providência divina. Não sabemos como Deus age, como os caminhos que traçamos são levados para a sua trama perfeita, mas confiar em sua infinita bondade, justiça e sustento é nossa única salvação.

ELIAS, A PERSEVERANÇA NO DESESPERO

> [...] *e entrou no deserto, caminhando um dia. Chegou ao a um pé de giesta, sentou-se debaixo dele e orou, pedindo a morte. "Já tive o bastante, ó Senhor. Tira a minha vida; não sou melhor do que os meus antepassados".* (1 REIS 19:4)

Elias, depois de exausto e perseguido, pediu o livramento de seu sofrimento — a morte. Em sua história, encontramos o que conhecemos atualmente como uma crise emocional causada pela depressão. É um sentimento de decepção, desespero e tristeza tão grande, em um momento em que nada parece fazer sentido, que o vazio nos acomete e exige o fim da angústia violentamente.

> *Depois se deitou debaixo da árvore e dormiu. De repente um anjo tocou nele e disse: "Levante-se e coma". Elias olhou ao redor e ali, junto à sua cabeça, havia um pão assado sobre brasas quentes e um jarro de água. Ele comeu, bebeu e deitou-se de novo.*
> (1REIS 19:5,6)

Elias pediu o alívio do seu desespero e recebeu comida. A resposta aos clamores exaustos do profeta foi um ato de cuidado do próprio Criador. Um anjo foi enviado para Elias; em seu estado de depressão, sem energia e incapaz de se cuidar, o ato de Deus foi socorrê-lo. O profeta dormiu, se alimentou novamente e, por fim, obedeceu a Deus ao voltar para sua jornada. Não houve repreensão do estado de cansaço de Elias, mas compreensão e ajuda.

Exaustos, desesperados, sem esperança: todos os que pedem a Deus pelo alívio de seu sofrimento são socorridos por Ele para continuarem sua jornada.

A jornada de Elias era prosseguir para o monte Horebe, depois para Damasco, e ungir os reis da Síria e de Israel, além de Eliseu, futuro profeta. A tarefa de Elias deveria ser concluída mesmo diante de suas enfermidades. O Senhor,

REAPRENDENDO A VIVER   81

zeloso, ofereceu não o que ele queria, mas o que precisava
para completar seu chamado na obra de Deus.

O ESPINHO DE PAULO

Para impedir que eu me exaltasse por causa
da grandeza dessas revelações, foi-me dado um
espinho na carne, um mensageiro de Satanás,
para me atormentar. Três vezes roguei ao
Senhor que o tirasse de mim. Mas ele me disse:
"Minha graça é suficiente para você, pois o
meu poder se aperfeiçoa na fraqueza." Portanto,
eu me gloriarei ainda mais alegremente em
minhas fraquezas, para que o poder de Cristo
repouse em mim. Por isso, por amor de Cristo,
regozijo-me nas fraquezas, nos insultos, nas
necessidades, nas perseguições, nas angústias.
Pois, quando sou fraco é que sou forte".
(2CORÍNTIOS 12:7–10)

Não sabemos o que era o espinho de Paulo, se um
vício, uma doença, uma tentação. Três vezes ele pediu a
Deus que fosse livrado do tormento que dizia ser enviado
por Satanás, mas o Senhor não o fez. Paulo afirma que
o espinho o mantém humilde, servindo a Deus mesmo
em sofrimento.

Ele pediu que Deus o livrasse, e isso não aconteceu.
Havia um propósito nesse espinho, na dor e na jornada.

Às vezes, não sabemos por que sofremos, por que sentimos a dor da depressão ou da ansiedade, mas precisamos confiar que o Senhor conhece passado, presente e futuro, e nos capacita a completar nossa história.

Minha sensibilidade, meu olhar e minha compaixão em relação à dor do outro não existiriam sem minhas experiências de dor. Você não precisa agradecer pela doença ou pela causa do seu sofrimento, mas precisa ser grato pelo que Deus realiza através de você, até mesmo com os espinhos.

A angústia de Cristo

Foi desprezado e rejeitado pelos homens, um homem de tristeza e familiarizado com o sofrimento. Como alguém de quem os homens escondem o rosto, foi desprezado, e nós não o tínhamos em estima. Certamente ele tomou sobre si as nossas enfermidades e sobre si levou as nossas doenças; contudo nós o consideramos castigado por Deus, por ele atingido e afligido. Mas ele foi traspassado por causa das nossas transgressões, foi esmagado por causa de nossas iniquidades; o castigo que nos trouxe paz estava sobre ele, e pelas suas feridas fomos curados. (Isaías 53:3–5)

Jesus foi criado em nosso mundo caído. Mesmo sendo filho de Deus, foi tentado com o pecado e pelo próprio Diabo. No jardim do Getsêmani, Jesus orou, exortou os discípulos, foi traído por Judas e entregue aos soldados romanos. A Bíblia diz que o tempo de Jesus no Getsêmani foi um momento de muita angústia. Em sua alma dolorida, ele clamou: "'Meu Pai, se for possível, afasta de mim este cálice; contudo, não seja como eu quero, mas sim como tu queres'" (Mateus 26:39). Jesus disse tais palavras em lágrimas. Aquele que veio para redimir toda a humanidade sofreu diante da realidade de pecado, do seu propósito cheio de sofrimento, e chorou pela dor que sentia. Mas, mesmo diante do desespero, ele afirmou a soberania de Deus, para que a vontade do Pai sempre prevaleça, mesmo quando sofremos.

Na angústia que Cristo sofreu podemos repousar nossas próprias angústias.

OS SALMISTAS

Volta-te para mim e tem misericórdia de mim, pois estou só e aflito. As angústias do meu coração se multiplicaram; liberta-me da minha aflição. Olha para a minha tribulação e o meu sofrimento, e perdoa todos os meus pecados. (SALMOS 25:16-18)

Exultarei com grande alegria por tua misericórdia, pois viste a minha aflição e conheceste a angústia da minha alma. (SALMOS 31:7)

Amo o Senhor, pois ele ouve o clamor da minha súplica. "Inclina seu ouvido para mim; eu o invocarei enquanto viver." "Os laços da morte me cercaram; as angústias se apoderaram de mim; sofri tribulação e tristeza." Então invoquei o nome do Senhor: Livra-me, Senhor! "O Senhor é compassivo e justo; sim, nosso Deus é misericordioso." "O Senhor protege os simples; quando estou abatido ele me salva." Ó minha alma, retorna à tua serenidade, pois o Senhor tem sido bom. Livraste minha vida da morte, meus olhos das lágrimas e meus pés do tropeço. Andarei na presença do Senhor na terra dos viventes. Eu cri, apesar de ter dito: Estou muito aflito. (SALMOS 116:1–10, Bíblia Almeida Século 21)

São inúmeros os salmos que falam sobre a aflição, sobre o sofrimento. Versos que descrevem exatamente o que sentimos, a melancolia, o medo e a dor. Neles encontramos tanto a confissão humilde e honesta da aflição como a fé e a esperança no Deus de Israel. Do mesmo modo que os salmistas clamaram por Deus e por ajuda, assim temos que o fazer.

A comunhão

Somos a Igreja de Cristo. Cristãos de vários países, tribos e raças se reúnem sob a certeza da mensagem de Deus e seus ensinamentos. Para aqueles que sofrem, a Igreja é o lugar em que podemos aprender a amar uns aos outros, em todas as nossas imperfeições.

A Igreja é um presente de Cristo. Um presente dele, por ele e para ele. Em um ambiente em que todos sabem de suas falhas, seus pecados, o amor deve florescer. Quando amamos independentemente do que os outros nos oferecem, sinalizamos o próprio Cristo.

Há um milagre existente no *nós*. Fomos criados à imagem e semelhança de Deus e compartilhamos essa conexão com todos os nossos irmãos, bem como a origem, as lutas e, principalmente, o propósito. A Igreja de Cristo foi criada por um motivo: para a honra e glória de Deus, sim, mas para manter-nos sãos. É o lugar no qual pecadores dividem suas dores e alegrias, unem-se ao louvor do Senhor, confessam seus pecados e criam uma comunidade de apoio e comunhão. Nós nos reunimos para a glória Dele e para isso vivemos, aprendendo o amor uns pelos outros, em constante transformação pelo Espírito.

Não é preciso caminhar sozinho. *Divida o fardo.*

Não fomos feitos para permanecer sós. Em nosso coração há um profundo desejo por relacionamentos que foi passado a nós pelo próprio relacionamento trinitário. Está em nossa alma a necessidade de sermos ouvidos, abraçados, amados e reconciliados. Quando Deus nos ordena amar, Ele nos revela a necessidade dos laços; na comunidade de fé, tais laços se fortalecem na irmandade do corpo de Cristo.

A comunidade não é algo fácil; haverá relacionamentos duradouros e temporários, pessoas confiáveis e traiçoeiras; assim como a oração e a leitura bíblica, relacionamentos demandam disciplina: é um esforço negar-se, ser vulnerável e confiar. Um esforço que resulta na celebração do coração que ama e é amado, perdoa e é perdoado.

5

OS DESAFIOS DO RELACIONAMENTO EM MEIO AO CAOS EMOCIONAL

No qual todo o edifício é ajustado e cresce para tornar-se um santuário santo no Senhor. Nele vocês também estão sendo edificados juntos, para se tornarem morada de Deus por seu Espírito. (EFÉSIOS 2:21–22)

O AMOR E O RELACIONAMENTO ROMÂNTICO

Tudo o que desejamos é uma existência com sentido. Uma vida em que a busca eterna por seja lá o que for finalmente nos satisfaça, nos torne pessoas felizes e amadas. Sim, o amor, os amores, sejam eles pessoas, objetos ou propósitos, são os alvos de nossas batalhas diárias. O amar e o ser amado nos trazem um sentimento de plenitude, e sua perda é o vazio, o que nos faz questionar o valor de tudo, dessa experiência que deveria ser transcendental, mas que parece não passar de uma sequência de frustrações.

O amor, para aqueles que sofrem de transtornos psicológicos, é diferente.

Não o amor em si, mas *como amar*. Acontece que a intensidade dobra, a felicidade, a tristeza, tudo parece doer mais. Uma simples palavra ou frase crítica pode despertar o sentimento de rejeição, o trauma do abandono, a visão distorcida de valor-próprio.

Para o ansioso, o amor é uma constante tempestade de dúvidas e interrogações. "Será que ele realmente me ama?", "Ele vai me abandonar", "Ela tem pretendentes melhores", "Será um fracasso", "Sou um incômodo, ela vai perceber isso", "Com quem ele tem conversado tanto no celular?". A insegurança dobra, a desconfiança aumenta e o questionamento sobre se o relacionamento é real distorce a realidade.

Para o depressivo, o amor é uma ilusão bonita que vai se acabar a qualquer momento. Não acreditamos ser capazes de amar, muito menos de ser amados. É um delírio, um sonho com data de validade. "Não tenho nada a oferecer", "Não tenho como fazer o outro feliz", "Não sei o que é o amor", "Estou fadado a morrer sozinho". Nós nos diminuímos, nos isolamos, procuramos o nosso valor enquanto não acreditamos que ele existe.

Como amar alguém que frequentemente nega o amor, questiona o afeto e, muitas vezes, não sabe como retribuir? A verdade é que todo ser humano é assim. Em alguma instância, todos nós sabemos como é ter insegurança, medo de frustrações e de não sermos o suficiente. É ruim o bastante experimentar esses sentimentos na intensidade comum, mas, quando enfrentamos pensamentos de inferiorização diariamente, de forma muito mais intensificada, pode se tornar difícil se relacionar, se aceitar e ser vulnerável.

Não estou tentando diminuir as dificuldades de um relacionamento com pessoas emocionalmente doentes, mas propor que pensemos nesse tema com cuidado e amor.

Não podemos obrigar as pessoas a ter amizades ou se relacionar amorosamente com ansiosos ou depressivos. Os desafios podem ser maiores, a paciência e a percepção acabam sendo sempre necessárias, mas é preciso enfatizar que pessoas com transtornos psicológicos não são "escolhas ruins" ou "opções desgastantes". São pessoas com qualidades diversas, virtudes a oferecer, com sonhos e desejos. São perceptivos, sensíveis e empáticos. Ansiosos e depressivos também querem e precisam ser amados.

O amor deve ser intencional. Eu posso amar alguém mais vulnerável emocionalmente, compreender essa fragilidade, assim como minha própria fraqueza será exposta em algum momento. Ansiosos e depressivos podem falhar em muitas esferas, mas são vitoriosos em aspectos que outros não são.

Se o amor é *compromisso*, temos que estar prontos a nos comprometer em servir ao outro, mesmo que haja esforço, e sempre há.

Se o amor é *sacrifício*, então temos que estar prontos para sacrificar nossas expectativas e fantasias de pessoas perfeitas.

É nessas imperfeições que virtudes podem florescer. O caminho para um relacionamento, aqui, deve ser sacrificial, genuíno, mas consciente. A jornada pode ser dura, por isso é necessário ter amigos que aconselham, líderes que acompanham, além de contar com a intencionalidade da escolha.

Mas e o coração daquele que está sofrendo? Como aprender a amar se sentimentos intensos, medos e circunstâncias sempre entram no meio dos relacionamentos? Aprendendo a lidar com a culpa e o medo de ser vulnerável. Desfazendo-se dos pensamentos de que um relacionamento com você seria um fardo. Abrindo-se para o temeroso desconhecido: o amor.

Para os ansiosos e depressivos: não enraízem o medo em seu coração. Não se isolem tão profundamente, que, diante de qualquer sinal de amor e de riscos, a fuga seja sua primeira opção. Não somos a depressão e a ansiedade, ou qualquer outra doença psicológica. Elas podem até limitar ou ser obstáculos em nossa vida, mas certamente não nos definem!

Exatamente por não nos definirem é que se faz fundamental a busca por ajuda, por aconselhamento pastoral, psicológico e, em alguns casos, psiquiátrico. Não é porque encontramos alguém disposto a enfrentar nossas lutas conosco que não precisamos tomar as rédeas e a responsabilidade pela nossa vida. Amar, para nós, significa trabalhar arduamente para quebrar padrões de comportamento que ferem os outros, mecanismos de defesa que nos isolam sempre que há algo errado, e as inúmeras inseguranças que espelhamos no outro, mas que falam mais sobre nós mesmos e o nosso coração. O relacionamento é feito por dois, e os dois devem cuidar dele e construí-lo. Compreender isso é um passo essencial. Quando assumimos a forma como tratamos essas situações e lidamos com elas, ainda que sejam causadas por fatores involuntários e que ainda estão sem controle, começamos a caminhar em direção ao autoconhecimento. Identificar gatilhos, interromper crises antes de acontecerem, controlar o que falamos e fazemos, tudo se inicia no comprometimento de verdadeiramente buscar a mudança. E tal mudança, por mais que seja difícil aceitar, precisa partir de nós: desejando-a e procurando ajuda.

O autoconhecimento auxilia, ainda, na melhor compreensão de quem somos e em como amar. Nossa identidade e capacidade de amar estão em Cristo, aquele que se entregou e foi frágil (e forte pelo mesmo motivo). Desenvolver um relacionamento exige vulnerabilidade. Sei que é difícil, mas seja honesto com o seu coração. Diga o que está doendo, fale sobre suas inseguranças e expectativas. Não esconda sintomas e emoções decorrentes da sua ansiedade e depressão. Não deixe o medo da rejeição lhe impedir de viver. Suas fraquezas só mostram que não é possível amar o outro sem entregar a vida e o relacionamento a Deus.

O amor é difícil. Nós amamos nossos pais, irmãos e amigos, mas, quando surgem problemas, defeitos e incômodos, somos confrontados com a verdade de que amamos com conveniência e comodidade: *não queremos encarar a realidade do que o amor é*. Desejamos coisas fáceis de lidar e pessoas que nos amam sem causar dores e tristezas, mas amar leva tempo e esforço. Demanda intencionalidade e sacrifício. Demanda sermos como Cristo, mansos e humildes, pacientes e firmes no amor.

Abandone as expectativas de um relacionamento perfeito. Agarre-se ao desejo de construir um relacionamento único, firmado em Cristo. Agarre-se ao que Jesus diz: você é amado e capaz de amar.

Não será perfeito, será real.

BUSCANDO E CULTIVANDO AMIZADES

Eu já perdi muitas amizades durante a vida. Por planos de futuros diferentes, por discordâncias, por diferenças de princípios, por besteiras, por traições de confiança, por escolha ou mesmo sem nem saber o motivo. Perdi amigos por medo, insegurança, por não suprir as expectativas deles — ou não ter as minhas supridas —, por não saber o que fazer com as minhas próprias necessidades.

É difícil para mim, por exemplo, responder mensagens, fazer ligações e conversar pelo telefone, ou me envolver em atividades com muitas pessoas, em locais aglomerados.

Costumo explicar que é um traço da minha "querida" ansiedade. Ela não gosta quando desvio a atenção dela, quando faço outros amigos ou tento me distrair e me divertir. A ansiedade é possessiva, me conta centenas de mentiras e outras mil verdades exageradas.

Preocupo-me sempre com o que vão pensar de mim. Se minha presença é bem-vinda, se eu deveria ter ficado em casa, se vou acabar passando mal, se tenho que cumprimentar a todos ou se posso ir embora sem que ninguém note, porque, se alguém notar... é angustiante. O que aconteceria comigo se me notassem? O que eles estão pensando sobre mim? Algo horrível, com certeza.

Já a depressão funciona de forma diferente, apesar do resultado semelhante. A depressão não tem problemas com amizade. Ela é arrogante e alega que não tenho amigos. Não faz diferença se vamos encontrar outras pessoas, já que nosso relacionamento é sólido. Ela zomba e humilha, e me faz recuar para o único lugar que me fez acreditar que estou segura: cada vez mais isolada, no mais profundo, em um casulo triste dentro da minha alma.

São montanhas de pensamentos, ondas furiosas que não param de chegar e acabam nos afogando. Deixamos de nos divertir, acabamos sendo presenças "chatas" ou "pessimistas", sempre "pesando" o clima da festa. Acabamos por nos afastar ainda mais, acreditando que nossa presença é realmente um fardo para nossas amizades.

Como eu disse, já perdi muitos amigos; e foi depois de perder tanto que aprendi o quanto *preciso* da amizade.

Ansiosos e depressivos precisam de amigos, precisam de uma rede de apoio, de parceiros de jornada, de mãos que nos levantam do chão.

Precisamos ser ainda mais vulneráveis e confiar nos outros, mesmo que seja doloroso. E sei o quanto é angustiante, o quanto dói abrir nosso coração e passar pelo desconhecido, pela possibilidade de ser desprezado mais uma vez... *mas é preciso*. Amizades são construídas a partir da confiança mútua, do comprometimento e do amor.

Contudo, para sermos vulneráveis, precisamos de pessoas intencionais. Pessoas que sejam abertas, nos acolham e busquem entender a realidade complexa e delicada na qual estamos inseridos.

A amizade é muito importante, essencial para vivermos e suportarmos as dores da jornada. E nós, que já perdemos tanto, podemos ganhar um pouco também, aprendendo a compartilhar e reaprendendo a viver.

O CONTEXTO FAMILIAR

Para alguns, o ambiente familiar pode ser um lugar desconfortável e de muito julgamento. É difícil enfrentar transtornos psicológicos quando não temos o suporte da nossa própria família. Esperamos que aqueles que mais amamos nos compreendam, e nos amem, mesmo que seja difícil enfrentar os obstáculos conosco, mas a realidade pode acabar sendo outra.

Lidar com certas dores estando em lugares de muita pressão ou de pouca empatia pode agravar o sofrimento.

Há muitas situações que podem ser motivos de gatilho, gerar sofrimento constante; é frustrante e triste quando isso acontece no contexto familiar.

Para esses casos, eu gostaria de dizer que ter uma dificuldade relacional devido ao seu sofrimento psicológico não é o fim. Relações podem ser restauradas diante de Deus, com o tempo, com a ajuda de terceiros e com perseverança.

Enquanto as relações ainda não foram reparadas em Cristo, lembre-se que há uma família pronta para lhe receber de braços abertos: a sua comunidade cristã, tanto local como universal e histórica.

Escuto muitos relatos de pessoas que, sofrendo as pressões dentro de casa e os preconceitos, decidem não cuidar da saúde mental, com medo da repercussão dentro de casa ou do desapontamento dos pais ou familiares. Apesar da dor que essas situações provocam, negligenciar o cuidado é mais danoso do que enfrentar o desgaste familiar.

Sofrer de ansiedade, de depressão ou por qualquer outra questão psicológica e não tratar devidamente é como ter diabetes e continuar comendo montantes de açúcar, como quebrar o pé e se recusar a engessar, como ter um problema do coração e nunca consultar o cardiologista. É nocivo e, em muitos casos, perigoso.

Deixe que Deus lide com o coração dos que não compreendem o que você está passando. Nesse momento, fazer malabarismos para esconder o que tem sentido e ter medo de se cuidar para suprir as expectativas familiares, ou de amigos e conhecidos, não é uma opção. Renuncie ao controle sobre as opiniões dos outros. Deus é soberano sobre as nossas relações também.

Dar esse passo quando não se agrada um pai ou uma mãe não é desonrá-los. Cuidar da mente é cuidar do templo, do coração, da alma, e isso agrada a Deus.

DESMISTIFICANDO PREJULGAMENTOS

Uma das maiores dificuldades que ansiosos e depressivos enfrentam se dá na área de relacionamentos. Família, amigos, colegas de trabalho ou faculdade, ou relacionamentos amorosos. Em meio aos sintomas que as pessoas que sofrem de transtornos psicológicos enfrentam, há inúmeros pensamentos que despertam emoções intensas e até mesmo podem contribuir para uma crise ou um agravamento da condição. Quando se convive com um ansioso ou depressivo, é preciso compreender que essa pessoa precisa de compreensão e cuidado. Ela precisa de ajuda e de um tratamento prudente.

Há palavras que funcionam como gatilhos, que despertam memórias de situações traumáticas, estressantes, além de sentimentos dolorosos. Não se trata de "pisar em ovos" e se policiar para não cometer erros, mas de pensar no que gostaríamos de ouvir das pessoas e examinar se são comentários construtivos ou destrutivos.

Comentários destrutivos podem ser fatais para qualquer pessoa, especialmente para um ansioso ou depressivo. É o caso de palavras religiosas nas quais apenas afirmamos a nossa própria justiça e ferimos intencionalmente o próximo. Além de cruéis, elas são pecaminosas e falham em demonstrar amor ao nosso irmão.

Todavia, às vezes algumas repreensões, exortações ou até conselhos que poderiam ser perfeitamente válidos numa situação normal — na qual o único inimigo a se enfrentar são as ideias e os hábitos pecaminosos do irmão — podem ter efeito contrário, disparando reações traumáticas e dando ocasião a tentações ainda piores na pessoa que desejamos ajudar. É o problema do contexto: em uma situação de fragilidade psicológica, alimentos que a alma saudável poderia receber normalmente podem causar náuseas na pessoa com sofrimento mental, e até serem vomitados.

O propósito desta seção é compreendermos a realidade do ansioso e do depressivo. Entender o que são "gatilhos", o que eles despertam e suas possíveis consequências. É entender, também, como podemos confortar aquele que amamos ou queremos bem. O objetivo é entrarmos na realidade do outro.

Deixo claro que há níveis de intimidade, e talvez não haja necessidade de formalizar perguntas diretas ou palavras de conforto para qualquer ansioso ou depressivo que você conheça. Primeiro, observe se há abertura ou até mesmo necessidade.

- **"Sua vida não é ruim; há pessoas realmente sofrendo no mundo", ou "Eu tenho ansiedade/ depressão e não sou assim"**
O sofrimento não é uma competição. Cada pessoa tem seus limites, histórias e experiências. Não há motivo ou

necessidade de comparar caminhadas ou dores a fim de inferiorizar a experiência do outro. A depressão e a ansiedade são transtornos psicológicos, com sintomas e consequências reais, com tratamentos reais e necessários. Não julgue uma dor sem a conhecer; não diminua alguém que sofre e precisa de ajuda.

- **"Seu comportamento é ingratidão. Olhe o lado bom da vida"**
Em um estado de sofrimento mental, a realidade pode acabar distorcida, e as "coisas boas" podem parecer pequenas diante de dores graves e situações complexas. Esse tipo de comentário é uma mensagem silenciadora, criando a possibilidade de essa pessoa decidir não se confidenciar com você novamente. Não há energia ou capacidade emocional, nesse momento, para que o indivíduo finja estar bem apenas para não parecer ingrato aos seus olhos.

- **"Sua condição e seu sofrimento se dão por falta de fé"**
Há várias causas para a ansiedade e a depressão. Ambos são transtornos sérios e devem ser tratados seriamente, portanto não faça julgamentos preconceituosos ou incertos. A realidade espiritual pode fazer parte da situação, mas não deve ser endereçada dessa forma. Ser cristão não significa que deixaremos de adoecer ou de sofrer as consequências de viver em um mundo caído, mas que Deus nos sustentará em nossa dor.

- **"Como pode estar cansado? Você não fez nada!"**

O sentimento de inutilidade está sempre presente na vida do ansioso e do depressivo. A fadiga, o cansaço, a falta de energia e de motivação são sintomas de ambos os transtornos. Diminuir a capacidade física e mental daquele que sofre pode agravar sua condição de sofrimento.

- **"Você é muito difícil de conviver", ou "Deveria me agradecer por suportar você"**

Ninguém gosta de ouvir que sua presença é um incômodo ou um aborrecimento. Para um ansioso ou depressivo focado em sua reabilitação e tratamento, ouvir esse tipo de comentário é uma verdadeira fonte de desmotivação e reprovação.

- **"Se você é cristão e toma remédios, sua fé não é tão grande assim"**

Em certos casos, determinados pelo psiquiatra, de comum acordo com o psicólogo, há a necessidade de incluir o uso de medicações para que o tratamento seja mais eficaz. Isso é bom, pois podemos contar com o desenvolvimento da medicina, capacitada por Deus para nos ajudar a viver normalmente. Tomar remédios não é errado, não é pecado e nem falta de fé. Confiamos que Deus nos ampara, inclusive através de métodos que Ele nos capacitou a desenvolver.

- **"Mas você tem transtorno mesmo? Te vejo sorrindo sempre; você tem uma vida normal"**
Há diversos níveis de ansiedade e depressão. Em alguns casos, não há como alinhar o sofrimento com o comportamento de alguém. As pessoas se expressam de formas diferentes, reagem de formas diversas. Sorrir não significa que alguém é feliz, assim como chorar não significa que alguém é depressivo. Temos que estar abertos para compreender a realidade do outro, e não supor que conhecemos tudo.

- **"Você tem depressão/ansiedade? Eu conheço uma forma ótima de resolver isso..."**
Não há necessidade de conselhos simplistas, positivos ou desdenhosos. Normalmente, ansiosos e depressivos são acompanhados por especialistas, psicólogos, terapeutas e psiquiatras, podendo levar meses ou anos para alcançar uma melhora. A ansiedade e a depressão existem há milhares de anos, e não há uma "fórmula mágica" para solucionar rapidamente o problema. O propósito de uma conversa com exposição de sofrimentos e realidades doentes é ser compreendido. É entrar em um espaço de dor e dizer que eles não estão sozinhos.

Esteja perto, seja um apoio, diga que estará ao lado da pessoa, mesmo se tudo piorar.

Mas, então, o que posso falar?

A intenção não é ficar em silêncio e deixar de expressar suas preocupações, mas fazer comentários construtivos.

Primeiro, pense no que você vai dizer. É realmente necessário? Você está falando por raiva ou arrogância? Qual o seu objetivo: ajudar ou simplesmente falar o que quer sem pensar nas consequências para o outro?

A boa comunicação, sincera e amorosa, é necessária. Quando digo "amorosa", quero dizer guiada pelos preceitos cristãos em que acreditamos. Jesus falaria o mesmo? Coloque-se no lugar daquele que está sofrendo e seja um facilitador.

Para aquele que deseja aconselhar ou desenvolver um relacionamento de confiança com o ansioso ou depressivo, é preciso realmente ver o outro como um irmão em Cristo. Não minimize a dor, não repita clichês dolorosos e não evite seu irmão a qualquer custo, com medo de algumas frases ruins escapulirem.

Elaborei algumas frases que podem lhe auxiliar nesse momento.

- **"Eu posso não entender o que você está passando, mas estou aqui"**

Demonstre sua compaixão. A depressão e a ansiedade fazem com que nos sintamos sozinhos e sem esperança; demonstrar que sua amizade ou preocupação é sincera e que você está presente na vida daquele que sofre pode fazer uma grande diferença!

- **"O que posso fazer para ajudar?"**

Quem sofre normalmente sabe o que pode ser feito para diminuir o desespero ou ter auxílio em uma crise. Pergunte, mostre interesse genuíno. A melhor forma de ajudar alguém é entender as necessidades do outro, suas demandas e sentimentos. Escute.

- **"Você não é um fardo"**
É difícil acreditar que não somos um peso. Ouvir que não somos é um alívio. Palavras simples podem transformar relacionamentos e corações.

- **"Amanhã é outro dia e tentaremos de novo"**
Quebrar padrões de comportamento e hábitos é extremamente difícil para quem sofre de transtornos psicológicos. Os humores podem oscilar muito, picos de raiva ou irritação, de tristeza e isolamento são frequentes, e muitas vezes o pensamento de que "não tem mais jeito e nunca vou melhorar" se enraíza. Nessas horas, mostre que você é um parceiro e que está disposto a enfrentar esse sofrimento com o outro.

Relacionamentos nunca são fáceis. Encontrar os limites dentro de um relacionamento é algo que demanda dedicação e tempo. Não temos o poder de mudar as atitudes e os comportamentos de outras pessoas. Não temos o poder de fazer nosso familiar ou conhecido amadurecer, deixar maus hábitos ou consertar uma falha de caráter. O fruto do espírito é o autocontrole, e não o controle sobre o outro. Buscar o tratamento correto para melhorar a saúde mental é tão necessário quanto respeitar o tempo do tratamento e as melhoras consequentes.

Somente quando as pessoas dentro do relacionamento conhecem e respeitam as necessidades, os medos, as inseguranças e o coração do outro é que conseguem se entregar aberta e integralmente ao relacionamento, seja na amizade, no relacionamento familiar ou no amoroso.

Respeitar o coração do próximo significa respeitar o processo de transformação dele enquanto limites são colocados em prática. Respeitar o coração do outro é procurar ajuda quando há necessidade, para que os relacionamentos frutifiquem.

AS ESPERAS NA ANSIEDADE E NA DEPRESSÃO

Mas aqueles que esperam no Senhor renovam as suas forças. Voam alto como águias; correm e não ficam exaustos, andam e não se cansam. (ISAÍAS 40:31)

A Bíblia está cheia de exemplos sobre a espera. Como Abraão, que esperou a promessa de Deus sobre sua descendência, como Moisés, que perambulou quarenta anos no deserto, e como Jó e seu coração humilde, confiando em Deus. O que cada história tem em comum? A verdade de que o tempo de Deus não é o nosso tempo.

Esperar é difícil. Eu não sou boa com a espera; é muito mais fácil tomar o controle da situação do que aguardar sem fazer nada, em sofrimento ou silêncio. Queremos tudo de forma rápida, quando achamos melhor, da forma que consideramos a melhor. É a falta de humildade e obediência que nos leva a questionar os motivos e tempos de Deus. É a falta de esperança.

"Espero no Senhor com todo o meu ser, e na sua palavra ponho a minha esperança" (Salmos 130:5). Esperar não é só aguardar, mas aguardar com a esperança no Senhor. Quando aguardamos colocando nossas esperanças no objetivo final, no que desejamos que melhore ou que conquistemos, ancoramos nossa fé no lugar errado, até porque o que queremos pode não ser o que Deus diz que precisamos.

Nossa espera deve estar ancorada à promessa da redenção e ao caráter de Deus. Quando conhecemos o Pai, conhecemos a natureza do descanso em meio ao caos, pois, se Ele é bom, então tudo que vem Dele, incluindo seus caminhos para o que enfrentamos ou ansiamos, também é bom.

Isso quer dizer que foi algo bom Abraão esperando por anos o desejado filho? Sim, pelos planos de Deus, era exatamente isso que Abraão *precisava*. Quando ele e Sara decidiram passar na frente da promessa do Senhor, foi revelado que o coração ancorado no desejo, e não na esperança de quem Deus é, não alcança plenitude ou a satisfação do nosso querer. Sempre que nos rebelarmos em nosso coração, abandonando a espera, precisamos relembrar quem é Deus: soberano sobre todas as coisas.

Não há como vivermos em harmonia com nossos desejos, em nossos relacionamentos, em um mundo ferido como o que vivemos. Se precisamos esperar pela melhora da dor, pelo fim das tristezas, pelas situações ruins que nos affigem, é porque a ordem estabelecida por Deus no início dos tempos foi quebrada. Esperar, portanto, nos lembra quem somos, onde estamos e para onde vamos. Independentemente do que esperamos, ela aponta para a maior espera: a volta de Cristo, o fim do pecado e das dores, a redenção do mundo.

Então esperar é ficar quieto e inerte? De forma alguma. Não se trata de desistir e viver apaticamente até que Deus ordene o contrário. Esperar é ser lembrado das promessas do Pai e se envolver espiritualmente, fisicamente, emocionalmente nos planos do Senhor. Esperar é a ação de continuar vivendo na confiança do amor e cuidado de Deus.

A espera também nos ensina a amadurecer na fé, nos molda e nos santifica. Nossas fraquezas, medos e pecados são revelados enquanto esperamos. É nesse momento, tão difícil e às vezes árido como o deserto, que nossos olhos podem ser abertos para a realidade que precisamos enfrentar e a maravilhosa graça de Deus que nos ampara.

Somos chamados para esperar, porque Deus é o senhor da espera. Ele está ativamente em cada momento desse longo aguardo, ao nosso lado, como o oleiro que forja vasos de barro. E, quando a jornada se mostrar dura demais, lembre-se: não é sobre o que ganhamos no final, mas quem somos moldados a ser *durante* a espera.

Se Deus lhe chamou para esperar, não desista. Volte seus olhos para o sol que em breve despontará no horizonte ao amanhecer. Espere.

A ESPERA DA MELHORA

São muitas as esperas da vida. Em Eclesiastes 3 está escrito que para tudo há um tempo determinado: para o nascimento e a morte, para plantar e colher, chorar e rir, prantear e dançar. A Bíblia estabelece, nesses trechos, que há um tempo específico até para a dor, e, portanto, há um tempo até para a ansiedade, a depressão e outros sofrimentos que vivemos e enfrentamos.

Ainda que Deus não cause essas dores propositalmente em nossa vida, há um uso e um tempo proposital para tais circunstâncias acontecerem. Às vezes, o tempo da sua dor ainda não acabou. Às vezes, ainda há algo para aprender. Como aprendemos, o sofrimento tem um propósito pedagógico na vida cristã e em nosso caminhar da santificação. As situações que acabamos enfrentando nos remetem à natureza dependente que temos, é um sinal para retornarmos ao Gênesis, ao Jardim, quando confiávamos no Deus que supre.

A espera é uma disciplina a ser aprendida, e nós, ansiosos e depressivos, não estamos dispensados por causa dos sintomas e limites que temos. Como todas as disciplinas da vida cristã, é doloroso renunciar ao controle dos nossos desejos, da comodidade e, principalmente, do tempo. É doloroso perceber que, além da nossa falta de controle sobre as nossas emoções, que acontece na depressão e na ansiedade, também não temos controle sobre o tempo durante o qual isso nos afetará.

O sentimento de impotência e vulnerabilidade pode ser grande demais, sufocante. Para isso, Salmos 28:8 nos assegura: "O Senhor é a força do seu povo, a fortaleza que salva o seu ungido". Não há o que temer. As batalhas foram travadas, as espadas dos inimigos estão no chão e agora podemos descansar na fortaleza de Deus, pois a espera é segura.

Na Bíblia, somos encorajados a encontrar, pela fé, total segurança na graça misericordiosa de Deus, o Pai que nos ama e entregou seu único filho para nos salvar. Deus é grande! Pela sua bondade e amor, podemos confiar em sua promessa de estar presente ao nosso lado até o fim, com todos os que, pela fé, encontram segurança eterna em Sua Palavra.

Precisamos aprender a esperar, porque a única forma de vencermos nossas lutas é por meio da confiança na Cruz. Deus nos fortalece e nos consola, Ele nos faz ter esperança enquanto procuramos profissionais e aconselhamentos. Na espera, compreendemos que não estamos sozinhos.

"Ele fez tudo apropriado a seu tempo. Também pôs no coração do homem o anseio pela eternidade; mesmo assim este não consegue compreender inteiramente o que Deus fez" (Eclesiastes 3:11). Queremos rapidamente nos livrar da ansiedade e da depressão e esquecemos de que Deus está no controle. Podemos descansar, porque não estamos à nossa mercê, graças a Ele! Podemos esperar o tempo certo, compreender a situação em que estamos e ser pacientes com o nosso coração.

Quando esperamos por melhora, é em Deus que esperamos. A melhora pode parecer distante, inalcançável, nosso coração pode estar pesado e cheio de dor, mas não precisamos sucumbir ao medo e ao desespero. Estando doentes, sem esperança, em luto ou até mesmo na morte, nada pode nos separar do amor de Deus, que supre, nos molda e cuida de nós.

A Bíblia nos diz que o grande profeta Elias, responsável por desafiar nações e reis, passou por um longo tempo de espera no deserto. Depois de profetizar o julgamento de Deus sobre Acabe e seu povo, Elias é ordenado por Deus a simplesmente esperar. Em meio ao desespero do profeta, o Senhor o protege, envia provisão e o prepara na fé para revelar que estava sempre no controle.

Precisamos nos perguntar: Confio em Deus enquanto passo por esse sofrimento? Confio em Deus, mesmo que esse sofrimento dure meses ou anos? Confio que Deus sabe o que é melhor, mesmo que não seja a tão desejada cura do meu sofrimento?

Assim como Cristo, que chorou e passou pelas tribulações, padecendo na cruz em plena confiança no Pai e aguardou o cumprimento dos planos de Deus, nós *esperamos*.

A ESPERA DA ALEGRIA

Nossa esperança está no Senhor; ele é o nosso auxílio e a nossa proteção. Nele se alegra o nosso coração, pois confiamos no seu santo nome. Esteja sobre nós o teu amor, Senhor, como está em ti a nossa esperança. (SALMOS 33:20–22)

Deus nos conhece e sabe o que se passa em nosso coração. Ele sabe por que choramos, por que somos incapazes
de sentir algumas emoções ou afundamos na tristeza; sabe
da nossa fraqueza física, da nossa solidão angustiante e da
sensação de falta de propósito. Podemos não saber como
agir, ficar paralisados diante de dores e de momentos que
parecem impossíveis de superar, mas Deus é nossa rocha
e firmamento, e nenhuma força poderá nos afastar do Pai
que nos adota e acolhe.

Diante do sofrimento, podemos nos ver diante de con-
flitos existenciais. Um deles é a *falta de alegria*, um sentimento e uma virtude que a Bíblia diz que deveríamos ter.
Quando se é depressivo, em estado constante de melancolia, é difícil encontrar formas de sentir alegria, de experimentar momentos de felicidade e contentamento. Isso nos
traz muita culpa, muita vergonha, e a única forma de algo
assim ser desfeito em nossos corações é por meio da confissão e entrega total de nossos fardos a Deus.

Dito isso, como podemos ter alegria?

No sermão do monte, Jesus fala sobre os "felizes desse
mundo", os bem-aventurados, aqueles que usufruem da
graça do Pai e que desfrutarão da Eternidade. O termo
diz respeito à felicidade plena que teremos após a volta de
Jesus; no entanto, a passagem aborda infortúnios, injustiças
e sofrimentos; nada da alegria que ouvimos falar por aí.

A alegria, na Bíblia, não é o simples sentimento de
felicidade, mas a profunda satisfação em Deus. Quando
Jesus aborda como bem-aventurados aqueles que choram,

que gemem, que estão em luto e são caluniados, Ele está dizendo que felizes são os infelizes, pois compreendem a destruição do pecado, os espinhos no caminho e a maravilhosidade da graça que nos sustém e nos aguarda.

Escutando a música "Se paz a mais doce", de composição de Horatio Gates Spafford, nos deparamos com esta letra:

> Se paz a mais doce puder desfrutar,
> Se dor a mais forte sofrer,
> Oh! Seja o que for, tu me fazes saber
> Que feliz com Jesus sempre sou![1]

A verdadeira alegria é a certeza de estarmos com Cristo. Não é simplesmente um sentimento de euforia ou prazer, mas paz e deleite na Verdade. Podemos não nos animar ou ter as emoções da felicidade, mas podemos estar seguros em Deus, nos alegrar nas boas-novas que são a mensagem da Cruz. O verdadeiro contentamento é a alegria do Senhor, nossa força. A força para sermos vulneráveis, para nos arrependermos, para esperarmos enquanto nosso coração é transformado.

Todos temos histórias de dor, fracasso e medo que nos impedem, muitas vezes, de ver e sentir alegria. Ainda assim, com o sofrimento à espreita e nos devorando, o Senhor

---

[1] *Sou feliz*. Intérprete: Fernandinho. Compositor: Horatio Gates Spafford, 1873. In: *Sou Feliz* — Hinos ao vivo. [S.l.]: Onimusic, 2011. Faixa 1.

pretende nos preencher com a alegria redentora. Esperar pela alegria é confiar na força e no poder de Deus em restaurar a paz e o contentamento do nosso coração.

"Devolve-me a alegria da tua salvação e sustenta-me com um espírito pronto a obedecer" (Salmos 51:12). Temos fome da alegria, porque a salvação nos fez novas criaturas. Queremos ser preenchidos, retirados do vazio, da tristeza e da falta de esperança. Queremos ser felizes, e a única forma é através de Cristo, glorificando o Pai e servindo. Não o sentimento de que não há dor ou problemas, mas a felicidade e a paz que somente a confiança em Deus pode nos dar.

E, quando a noite amarga vier, ore: "Pai, restaure minha alegria da tua salvação".

AFASTANDO A ESCURIDÃO

Ainda que eu andasse pelo vale da sombra da morte, não temeria mal algum, porque tu estás comigo. (SALMOS 23:4)

Passei grande parte da minha vida em agonia.

O medo da noite, o medo de dormir, o medo do amanhã, o medo de começar toda dor novamente. O medo do medo.

A dor que esmaga o peito e os meus ossos, que tira meu coração dos trilhos e acelera meus batimentos em direção ao acidente de carro que vai fazer minha respiração parar de vez. A falta de fôlego, a falta de ar em meus pulmões cheios de cacos de vidro. A dor desesperadora, cruel, silenciosa.

A aflição. Aflição dos barulhos, das conversas altas, das buzinas de carros, das risadas ecoando, da música corroendo meus tímpanos. A agonia de muitas pessoas em um só lugar, de começar uma conversa, de conversar com desconhecidos, de conversar com conhecidos, de vestir a máscara da normalidade e sorrir, ainda que cada pedacinho de mim se estilhace, até que eu não saiba onde encaixá-los e pergunte: "Quem sou eu?"

E a culpa. Culpa de ser assim, de não manter relacionamentos como os outros, de não conseguir estudar, de ter notas baixas, de ser péssimo no trabalho, de não corresponder às expectativas colocadas sobre os ombros exaustos de alguém que não dorme há anos, mergulhada em tensão que se transformou em artrites e paranoias.

A dor da depressão e da ansiedade é exaustiva e violadora. É sombria. Escrever sobre ela traz alívio, mas sofrimento. Há sentimentos e angústias que estarão sempre ali, pesados demais até para serem pronunciados, contados, compartilhados. Eu sei. A dor que você sente não é o fim, apesar de parecer.

A dor que você sente não é o *seu* fim, apesar de parecer.

Ao longo dos anos, percebi que a dor não era minha única inimiga, mas a escuridão que alimenta mentiras ao nosso coração. Mentiras como: "Você nunca vai melhorar", "Deus não se importa com você se o deixou sofrer tanto", ou até mesmo "A morte seria melhor que toda essa dor".

As mentiras triunfam na alma cansada. E a agonia pode tentar arrancar de nós a verdade que está enraizada em nosso coração: Deus é a própria vida que sopra em nós,

Deus é o próprio amor que nos nutre, Deus é a própria esperança que nos guia para longe das trevas.

Precisamos lutar pela luz. E lutar significa orar com todo o nosso coração para que a força de Deus cresça em nossas fraquezas. Uma oração por desejo de viver. Até que o desejo do nosso coração não seja o alívio no final do túnel sombrio, mas a paz de ter Cristo guiando o barco na tempestade.

Confie, o Senhor nos resgatará.

ENFRENTANDO PENSAMENTOS AUTODESTRUTIVOS E SUICIDAS

O Senhor está perto dos que têm o coração quebrantado e salva os de espírito abatido.
(SALMOS 34:18)

Perder a esperança é uma das piores situações em que um ser humano pode cair. É a falta de luz, de propósito, da vontade de viver. Muitos dos que enfrentam transtornos graves, tanto na depressão como na ansiedade, e outros, podem acabar em um quadro de extrema dor e aflição. Um sofrimento tão grande, uma agonia tão forte, que a morte pode parecer uma melhor saída, algo melhor do que uma vida de sofrimento.

É como se não houvesse mais nada. Um eterno vazio, um limbo, uma queda que nunca tem fim, e você cai, continua caindo, sem chegar ao chão. Lidar com esses sentimentos, sensações e pensamentos é cansativo. A tristeza é uma onda pesada, densa, quebrando sobre a nossa alma. A solidão, a apatia, o peso do sofrimento, o desgosto de viver. Tudo isso se apega a nós como uma segunda pele. Você começa a se perguntar se é tudo o que resta. Se não seria melhor dormir e nunca mais acordar, ou, às vezes, se tudo não melhoraria ao dar um empurrãozinho final.

O pensamento autodestrutivo começa a surgir quando a esperança se torna uma história distante. Ele se manifesta de várias maneiras: quando sabotamos nossas experiências, tomamos a ação de ferir nosso corpo, envolvendo-se em brigas, destruindo a própria saúde, colocando-se em situações perigosas ou provocando outras punições.

Torna-se uma *fuga* para a culpa e a aflição. Paramos de nos importar com nós mesmos, acreditando que o mundo seria melhor se não existíssemos. Quando nos machucamos, queremos transferir a dor invisível, insuportável, para algo físico, mais fácil de lidar, mais "real". Quando se começa um comportamento autodestrutivo, é mais difícil sair dele, pois pode se tornar um vício. Qualquer frustração, sentimento de culpa, agonia pode se tornar um motivo para se ferir, de novo e de novo. Torna-se uma válvula de escape, uma distração.

A música "Hurt", imortalizada na voz de Johnny Cash, descreve esse processo da autodestruição e desespero:

> Eu machuquei a mim mesmo hoje
> Para ver se eu ainda sinto

Eu me concentro na dor

A única coisa que é real[1]

A dor *parece* ser a única coisa real, mas não é. Quando estamos nesse nível de desespero, é preciso imediatamente um acompanhamento psicológico e talvez psiquiátrico. O perigo é real, e não podemos esconder, mesmo que seja difícil confiar essa informação a alguém. Além de um psicólogo, é preciso um acompanhamento pastoral. Não é só a mente que se encontra doente, mas nossa espiritualidade, nossa alma. Precisamos de alimento espiritual, de intercessões e orações não porque tal situação seja fruto de um pecado, mas porque precisamos de Deus e seu cuidado para enfrentarmos essas provações.

Querer se machucar não é algo racional. É medo, dor e desespero. Assim como não entendemos vários processos que acontecem conosco, a autodestruição pode ser algo sombrio, desconhecido e complexo para explicar ou formular em palavras.

É ainda mais complexo quando a autodestruição se torna o desejo permanente de acabar com a própria vida. É uma medida extrema, desesperada. Se você se encontra assim, saiba que entendo o sentimento de parecer que não há outra saída para a dor. Entendo que você só deseja que

---

[1]HURT. Intérprete: Johnny Cash. Compositor: Trent Reznor, 1995. In: *American IV: The Man Comes Around*. [S.l.]: American Recordings, 2002. Faixa 2. Tradução nossa.

a dor acabe, mas o suicídio não é a resposta; o tratamento existe, e você pode reaprender a viver, a sentir alegria, paz e afeto.

Os pensamentos sobre formas de terminar com a dor de uma vez por todas surgem da perda do nosso valor em Cristo. O suicídio se torna uma possibilidade quando perdemos a compreensão de que fomos intencionalmente criados por Deus, amados por Ele, salvos por Ele.

Quando passei por esse deserto, quase me perdi. Lembro de diversas situações em que, com total certeza, a mão de Deus agiu para me proteger. A dor era tanta, que eu me sentia como uma morta-viva, segurando-me à existência por um único motivo: o amor do Pai. Achei que não haveria como ser salva, fiquei presa em ciclos de autopunição, até que, em um dia particularmente horrível, o sol surgiu entre as nuvens e me abraçou com um calor vigoroso. Senti Deus ali, em um momento ordinário, fortalecendo minha alma. A dor não parou nesse dia, mas meu ânimo foi revigorado. Uma centelha de esperança surgiu em meu coração e eu me agarrei a ela com toda a força que restava.

Assim como houve esperança para o meu coração quebrado, a esperança há de alcançar o seu coração ferido. Pode ser por meio de um abraço apertado em um dia de solidão, uma brisa suave em um dia quente e sem vida, ou até um lindo pôr do Sol pintado pelo próprio Criador para lhe lembrar que Ele está com você, hoje e sempre.

Se o seu cansaço estiver além de esperar por demonstrações da provisão de Deus ou de reconhecer o cuidado, e se a escuridão estiver grande demais para aquietar a tormenta, não fique sozinho. Corra para alguém em quem você confie, diga o que sente, aceite a ajuda.

Aqueles que desejam ajudar pessoas em processos autodestrutivos devem compreender que não é o momento de julgamentos, de enfrentamentos ou de culpabilizá-los de forma insensível. A culpa e o autojulgamento, nesse momento, para os que estão sofrendo e se ferindo, é consumidora o suficiente. Qualquer adição ao desespero pode ser perigosa. Busque ouvir, não demonstrar choque ou ceticismo, e esteja junto quando a pessoa for procurar ajuda e aconselhamento. Seja um colo amável e uma escuta paciente.

Muitas vezes, o que nos leva à autodestruição é a falta de nos sentirmos amados, protegidos, queridos e valorosos, empurrando a mente ferida para situações extremas. É fácil acreditar que isso pode ser um alívio, mas não é. O caminho mais difícil, o de viver, é o que realmente nos trará mais paz, pois sabemos que a morte não é o fim. Sabemos que Jesus levantou entre os mortos e nos colocou diante de um destino de amor e redenção.

Na Bíblia, podemos encontrar os relatos de Elias, um grande profeta no Antigo Testamento, com as esperanças perdidas. Veja a história:

Elias teve medo e fugiu para salvar a vida.
Em Berseba de Judá ele deixou o seu servo e
entrou no deserto, caminhando um dia. Chegou
a um pé de giesta, sentou-se debaixo dele e

orou, pedindo a morte. "Já tive o bastante, Senhor. Tira a minha vida; não sou melhor do que os meus antepassados." Depois se deitou debaixo da árvore e dormiu. De repente um anjo tocou nele e disse: "Levante-se e coma." Elias olhou ao redor e ali, junto à sua cabeça, havia um pão assado sobre brasas quentes e um jarro de água. Ele comeu, bebeu e deitou-se de novo. O anjo do Senhor voltou, tocou nele e disse: "Levante-se e coma, pois a sua viagem será muito longa". (1REIS 19:3–7)

Elias pediu pela morte. Estava desolado, exausto, e clamou ao Senhor para que tirasse sua vida. Deus, no entanto, viu a dor de Elias e lhe ofereceu aquilo de que realmente precisava. Não a morte, mas o descanso Nele. Deus vê nossas necessidades, nosso coração, e está sempre presente. A história de Elias nos ensina que descansar no Senhor e pedir por ajuda renova nossas forças.

Há uma diferença a ser apontada entre desejar morrer, ter pensamentos relacionados à morte e ter pensamentos suicidas. Querer morrer significa dar fim à dor, acabar com os pesadelos e desesperos que a vida em questão nos oferece. Desejar o suicídio e levá-lo adiante é dar fim à existência. Acreditar que a morte é uma alternativa, ser descuidado em situações de risco, ser imprudente, dar uma chance ao "acaso" de morrer não é o mesmo que desejar suicídio. Ainda assim, ambos estão próximos, são

AFASTANDO A ESCURIDÃO   123

pensamentos extremamente preocupantes e merecem atenção especializada.

Precisamos enfrentar pensamentos e sentimentos autodestrutivos. Precisamos enfrentar pensamentos e desejos de buscar a morte. Mas como?

Levanto os meus olhos para os montes e pergunto: De onde me vem o socorro? O meu socorro vem do Senhor, que fez os céus e a terra. (SALMOS 121:1,2)

O nosso socorro vem de Deus. Ore, chore, clame por ajuda e consolo. Precisamos contar ao Senhor nossas dores, medos, inseguranças e desesperos. Ele é nosso confidente, nosso Pai, e nos ama mesmo quando estamos fracos e exaustos!

Sinto muito ao lhe dizer que o conforto sentimental pode demorar a acontecer ou pode vir somente com a dose certa de medicamentos instruídos por um médico e o acompanhamento terapêutico, mas a segurança de confiar em Deus mesmo quando não conseguimos acreditar em mais nada é cura.

Não uma cura dos seus sintomas ou pensamentos, não uma cura imediata — visto que tudo isso pode acontecer se for da vontade do Senhor —, mas uma cura de fé e de entendimento. Quando confiamos em Deus, pedimos em oração, desejamos sua ajuda, compreendemos quem somos diante Dele e onde deve estar nossa esperança. Não em nós, falhos. Não em nós, autodestrutivos. Não em nós, fracos. Mas em Cristo, nosso salvador. Em Deus, nosso Pai. Na promessa do amanhã.

Acredite na Palavra de Deus, acredite Naquele que criou o mundo e o criou como filho. Acredite quando Ele diz que você tem valor e que há planos para você, pois há! Um plano de Eternidade, de paz, sem dor ou agonia.

Se não for possível acreditar agora, coloque sua vida diante de Deus e clame. Eu entendo a sua dor. Eu vejo a sua dor. E Deus nos vê.

O USO DE REMÉDIOS E A FÉ

O uso da medicação para o tratamento da ansiedade, da depressão e de outras doenças psicológicas é um tópico complicado entre os cristãos. Enquanto muitos entendem a eficácia e necessidade dos remédios, outros acreditam que usar remédios, quando a saúde mental está envolvida, seria como uma declaração de que Deus não é suficiente para nos curar da tristeza e das nossas angústias.

Enfrentei esses comentários por muitos anos no meu processo de melhora. Quando comecei a usar remédios, aos 14 anos, foi difícil para as pessoas ao meu redor, amigos e parentes, entenderem por que era necessário. Eu observava os julgamentos, os olhares tortos, e odiava minha situação e os medicamentos que tinha que tomar. Acabei me tornando refém dos comentários, questionando se eu realmente confiava em Deus, se minha "pouca" fé seria a razão de tanto sofrimento.

Anos se passaram com esse conflito tempestuando em meu coração, até que eu compreendesse que tomar remédios não era pecado, não era errado, mas uma questão de sabedoria e urgência, de reconhecer o poder da graça do Deus que capacitou a humanidade para desenvolver a medicina e o tratamento para doenças.

A depressão e a ansiedade podem surgir de inúmeras causas, mas os sintomas e as consequências atingem nosso corpo fisicamente e mentalmente. Como outras doenças, elas devem ser tratadas com seriedade, e há a possibilidade de que, em alguns casos, medicamentos sejam necessários (pelo tempo que forem receitados). Com tantos julgamentos, é difícil reconhecer os remédios como bênçãos, mas é exatamente isso que eles são. Isso não quer dizer que não haja limite para essa bênção, mas é errado ignorar que, com o acompanhamento correto, os medicamentos podem ser a resposta de Deus no auxílio do sofrimento e parte da jornada de cura.

Os remédios não fornecem ajuda no nível espiritual, mas a ansiedade e a depressão não atingem só nossa espiritualidade, mas o corpo integral. Quando não tratamos o sono, a falta de fome ou alimentação compulsiva, quando não tratamos as alterações de humor e as crises de pânico, quando não tratamos os sintomas físicos e mentais que nos afetam, o corpo rapidamente entra em colapso. Corpo e mente quebrados empurram o espírito para dentro do vazio que os consome. Não adianta acharmos que a depressão e a ansiedade são puramente espirituais, ignorando os gritos de socorro do nosso corpo, suas alterações hormonais e suas dores. Há fatores biológicos que podem nos fazer adoecer!

A depressão e a ansiedade não são tratadas apenas com remédios, mas excluir os medicamentos do processo por medo de estar, ilusoriamente, em conflito com os desejos de Deus não é sábio ou correto. Se o próprio Pai nos incumbiu de inteligência e criatividade para avançar no tratamento do câncer, nas cirurgias e na criação de vacinas, por que esse mesmo Deus não agiria nos impulsionando a desenvolver tratamentos de males tão dolorosos quanto os que atingem nossa mente?

É evidente que ainda precisaremos endereçar nossos medos, comportamentos e desejos; para esses pontos há psicólogos, terapeutas e conselheiros espirituais. Ainda precisaremos de aconselhamentos pastorais e terapia, mas muitas vezes os remédios serão parte do tratamento, ao lado desses acompanhamentos. Depois de encontrar o equilíbrio e a diminuição de sintomas, a vida, inclusive espiritual, pode voltar a florescer.

Você não é obrigado a tomar remédios para melhorar, mas também não descarte a possibilidade. Remédios para tratar questões psicológicas e psiquiátricas são um presente de Deus, assim como a graça, a misericórdia e a bondade do Senhor são presentes que nos fortalecem e nos mantêm, assim como Cristo morrendo para nos salvar é um presente.

Usar medicamentos não significa que a fé em Deus está sendo redirecionada. O Senhor permanece no controle quando tomamos remédios. Ele ainda é soberano quando sofremos e precisamos tratar esses sofrimentos. O uso de remédios pode muito bem ser parte da provisão e do cuidado do Senhor para a sua vida. Entender a importância dos medicamentos para a nossa saúde é sabedoria, assim como o entendimento de que os medicamentos não curam os traumas e os comportamentos ruins que temos. É um passo nessa jornada, não o único passo a ser dado.

E, nesse período em que estamos sob tratamento psiquiátrico, há outra virtude que precisamos aprender a cultivar: a paciência. Pode ser difícil encontrar a medicação certa no início do tratamento, ou com o primeiro psiquiatra consultado. Pode levar mais tempo do que esperávamos, alterando doses, princípios ativos, buscando outros médicos... A melhora leva tempo. Tenha paciência com o seu processo, com o seu coração. Não acredite que está sozinho no caminho da recuperação. Persista.

"Pois vocês sabem que a prova da sua fé produz perseverança." (TIAGO 1:3)

ENCONTRANDO AJUDA PROFISSIONAL

É comum cristãos sofrerem em silêncio diante de dificuldades com a saúde mental. Ignoram os sinais de que precisam de ajuda e decidem que um psicólogo, um terapeuta ou um psiquiatra não são necessários.

Ou acreditam que basta um remédio para aliviar a dor ou algum sintoma, e assim vão continuar sua vida.

São diversos os motivos para não buscar ajuda: receio de mostrar fraqueza, medo dos julgamentos, medo de ser acusado de não "entregar" a ansiedade ou a depressão ao Senhor ou, ainda, de não orar o suficiente pela cura. Motivos plausíveis e dolorosos, mas que não justificam ou auxiliam na verdadeira melhora da saúde. Uma condição de saúde mental deve ser cuidada assim como uma condição de saúde física. Nosso cérebro pode adoecer, como qualquer outro órgão, e merece nossa atenção.

O psicólogo ou terapeuta é o profissional que se especializou em tratar a saúde mental. A linha do profissional é o que determina a forma do tratamento a ser dado: por exemplo, temos a psicanálise (que busca a interpretação do inconsciente de palavras, ações, comportamentos do indivíduo), ou a linha cognitivo-comportamental (que busca compreender as relações entre pensamento, sentimento e ação diante de determinadas situações). Fora da psicologia, há a terapia ocupacional, que trata as questões da saúde mental com atividades manuais e ludicidade.

Cada pessoa reage ao tratamento de forma diferente; assim, não há um padrão ou manual que certifique qual será a melhor abordagem. É importante, então, procurar um bom terapeuta com quem você se sinta confortável; a partir daí, se ambos (terapeuta e paciente) não perceberem progresso em sua situação, ou caso haja algum desconforto em se abrir e compartilhar suas vulnerabilidades, talvez seja o caso de considerar outra abordagem.

Na minha jornada com a ansiedade e a depressão, visitei muitos psicólogos e psiquiatras até encontrar o que realmente funcionava. Passei pela psicanálise, pela cognitivo-comportamental, desisti de qualquer abordagem e me consultei somente com psiquiatra, desisti do psiquiatra, até me consultar com um terapeuta ocupacional e um psiquiatra conhecido e observar melhora. Esse trajeto durou dez anos, e só nos últimos quatro pude perceber resultados — lentos e dolorosos.

É devagar, entre erros e acertos, que encontramos o profissional certo, a medicação certa, e passamos a contemplar a esperança de viver bem. Para mim, o acerto foi encontrar um terapeuta cristão, que compreendia os meus dilemas espirituais e emocionais. Reconheço que não é sempre que um psicólogo ou terapeuta cristão está acessível ou é fácil de ser encontrado, mas expor os cantos escuros do meu coração dependeu de construir confiança. Em meu processo, essa confiança foi ampliada por ter um terapeuta reconhecendo minhas dores sem julgamento e com a capacidade de me guiar também em situações que atravessavam a minha fé.

Aqui está o porquê: sem confiança e paz, você provavelmente não vai partilhar tudo que o aflige, por medo de ser julgado ou incompreendido. Sem compartilhar, o psicólogo pode não conseguir chegar ao centro dos seus problemas. Se você se sentir confortável diante de um terapeuta não cristão, tudo bem. Mas, caso você tenha sentido desconforto e insegurança por isso, procure, peça indicações — pode ser exatamente o que você precisa.

O terapeuta e o paciente têm que conseguir trabalhar juntos. É preciso ter boa comunicação e abertura para que haja progresso. Talvez, se você for mulher, prefira uma terapeuta para trabalhar suas questões e traumas, ou alguém mais velho, que lhe passe maior credibilidade decorrente de maior experiência profissional. Talvez você se surpreenda com um terapeuta mais jovem, cheio de conhecimento e boa comunicação.

Não busque se sentir completamente confortável em sua primeira consulta, ou até a segunda, ou terceira. É algo novo, desconhecido, que desperta sentimentos, memórias ou comportamentos esquecidos ou indesejados. Sentir-se desconfortável no início é normal. Não desista.

É importante encontrar o melhor terapeuta para você e suas necessidades. Ainda que o processo de encontrar o tratamento certo possa parecer um pouco assustador, o esforço valerá a pena. Lembre-se: um dia de cada vez, uma consulta de cada vez, um passo de cada vez.

8

A ESPERANÇA CRISTÃ PARA DESESPERANÇADOS

Nossa esperança está no Senhor; ele é o nosso auxílio e a nossa proteção. Nele se alegra o nosso coração, pois confiamos no seu santo nome. Esteja sobre nós o teu amor, Senhor, como está em ti a nossa esperança. (SALMOS 33:20–22)

Nem todo tipo de esperança é algo bom. Há falsas esperanças, esperanças ideológicas, utópicas, esperanças de que nossos desejos de poder, amor e luxo se realizem, e não sei se algo de bom pode vir disso. A esperança verdadeira, boa, é maior do que nós, maior do que podemos imaginar — é Jesus.

Nossa esperança é Jesus Cristo, o qual foi concebido pelo Espírito Santo, nasceu da virgem Maria e padeceu sob Pôncio Pilatos. Foi crucificado, morto e ressuscitou ao terceiro dia. Subiu aos céus e está assentado à direita do Pai, de onde virá para julgar os vivos e os mortos. Ele que nos salvou e justificou.

O Pai, o qual nos ama, trará redenção à sua criação. Nossa esperança não jaz em nós, imperfeitos, mas em Deus, o qual nos recebe, nos perdoa e nos ama.

Em João 14:27 está escrito: "Deixo-lhes a paz; a minha paz lhes dou. Não a dou como o mundo a dá. Não se perturbem os seus corações, nem tenham medo".

A paz que Jesus nos deixou é *shalom*, a palavra hebraica que significa paz integral, de harmonia. Trata-se da paz da ressurreição, da Eternidade, da graça. Shalom é a reconciliação de todas as coisas, por Deus, através de Cristo. A redenção física e espiritual da criação, de nós e entre nós. O pecado fere a Shalom. Nossa rebeldia, nossa constante busca por identidade e salvação fora de Jesus ferem a Shalom e nos afastam da graça. Nos separam de Deus, do que fomos criados para ser; nos separam de nossos irmãos.

A shalom também significa paz em comunhão, o fim das guerras, dos desacordos, das dificuldades de relacionamento. A paz em nós mesmos. Paz para todos os cansados, os que sofrem, os doentes, os perseguidos. Mesmo na espera do retorno de Cristo, podemos experimentar essa paz que transforma. Shalom é a paz com Deus: aceitamos nossa condição como filhos pródigos, ajoelhados em arrependimento diante do Pai.

Shalom é esperança.

A ESPERANÇA CRISTÃ PARA DESESPERANÇADOS

Há momentos na vida nos quais essa paz pode parecer um destino distante e inalcançável. Momentos em que os fardos, os lutos e as muitas dores podem nos oprimir. Dormentes e cansados, paramos de reparar no brilho da vida, no propósito para o qual existimos. Ficamos desesperados, desconsolados. A esperança é uma das virtudes mais difíceis de sustentar, porque as nossas feridas nos cegam para ela.

Em Jó 14:7-12 está escrito:

> *"Para a árvore pelo menos há esperança: se é cortada, torna a brotar, e os seus renovos vingam. Suas raízes poderão envelhecer no solo e seu tronco morrer no chão; ainda assim, com o cheiro de água ela brotará e dará ramos como se fosse muda plantada. Mas o homem morre, e morto permanece; dá o último suspiro, e deixa de existir. Assim como a água desaparece do mar e o leito do rio perde as águas e seca, assim o homem se deita e não se levanta; até quando os céus já não existirem, os homens não acordarão e não serão despertados do seu sono."*

Nos textos de Jó, vemos um lamento profundo sobre a falta de esperança. Ele faz questionamentos por direção e respostas, mas não espera alento para a sua alma. Esse é o centro da desesperança: quando desejamos melhora, fim das dores, mas não acreditamos que virão.

Sabemos que os planos de Deus se cumprirão em nossa vida. Que nossa história está escrita e que o Senhor é grande para estabelecer o que deseja. Mas e se os planos do Pai incluem um sofrimento interminável? O que isso diz sobre quem Ele é? Podemos não chegar a duvidar da existência de Deus ou do seu poder, mas chegamos a duvidar se Ele realmente se *importa* com a nossa dor.

A resposta está no maior ato de sacrifício da história, no único que poderia nos livrar da carga do pecado. Cristo é a própria esperança, que tomou sobre si as nossas dores para que encontrássemos perdão. Fomos libertos do desespero pelo seu imenso amor. A dúvida se finda quando compreendemos a trama cósmica da redenção.

Deus se importa. Ele se importa tanto, que nos moldou do barro, guiou Israel, ainda que traído, e deu seu Filho para salvar a humanidade enquanto nos prometeu a Eternidade de contentamento. Ao abrirmos o coração para essas verdades, abrimos o coração para uma confiança a ser construída diante da permanência em Cristo em meio à dor e aos obstáculos. Uma resposta de coragem ardente.

A esperança cristã muda tudo. Você não precisa vagar pelo mundo, com medo em relação às coisas se encaixarem ou a haver um propósito na realidade dura. Não precisa se preocupar com o amanhã, com a roupa que vai vestir ou com o que comer. Nossas ações são importantes, mas não determinam nosso futuro final.

Na Bíblia, Deus é descrito como bom e imutável. Sendo permanentemente bondoso e constante em seus atos, podemos confiar e esperar. Podemos aguardar em *expectativa*. Como o apóstolo Paulo nos instrui em Romanos 5:5, "a esperança não nos decepciona, porque Deus derramou seu amor em nossos corações, por meio do Espírito Santo que ele nos concedeu". Somos chamados a desejar o Reino com uma expectativa que não será frustrada, e podemos contar com o Espírito para nos ajudar, transformando nosso coração, ajustando nossas ânsias.

Essa esperança não significa vivermos em omissão, ignorando injustiças, contribuindo para o aumento das nossas dores, ou vivermos em negação sobre os sofrimentos reais que enfrentamos. Essa esperança nos leva a olhar para a criação, para a beleza do ordinário, os prazeres presentados por Deus, a comunhão da Igreja, as virtudes que prosperam sobre as sombras, e perceber os frutos de uma realidade que está por vir e que já está se manifestando.

A esperança, portanto, demanda uma ordenança a viver tanto as dores como as alegrias. Nós agonizamos com os pobres, choramos com as viúvas, nos iramos contra o mal, nos ajoelhamos de dor, mas cantamos em adoração ao Senhor, participamos da Ceia, celebramos a Páscoa e rendemos graças no nascimento de Jesus. Vivemos em esperança, sabendo que Cristo logo afastará a noite para dar vez à manhã.

A esperança, na prática, é ser acolhido pelo Pai, que nos justificou em Cristo e nos preencheu com o Espírito Santo. É viver, nas maravilhas e terrores que estiverem pelo caminho, jamais se desviando do Caminho. É plantar as sementes da Eternidade.

Deus sabe de tudo o que se passa em seu coração e as condições da sua vida que lhe trouxeram tanta escuridão e sofrimento. Quando tudo parecer vazio e sem esperança, peça ao Senhor. Diga: "Deus, me ajude a crer. Acenda em meu coração o fogo que dá vida e coragem para viver ferozmente em seu nome". Somos chamados a olhar para os pastos verdejantes do Salmo 23. Para dissipar as trevas com a esperança ardente que nos supre. Somos chamados para ser fortes e fracos, e isso é bom.

Chore, lamente, confesse suas dores, mas volte-se para o alto e, como o anjo disse a Elias, "levante-se e coma, pois a sua viagem será muito longa".

AGRADECIMENTOS

Este livro não teria sido possível sem o apoio de minha família.

Por isso, quero deixar registrado o meu muito obrigada para meu pai, aquele que viu meu choro primeiro e me mostrou que havia esperança.

Para minha mãe, que enfrentou um câncer, sorriu em meio ao caos e floresceu.

Para minha irmã, minha melhor amiga, minha cidade de luz e sol.

E para meu marido, que me ensinou o poder do amor.

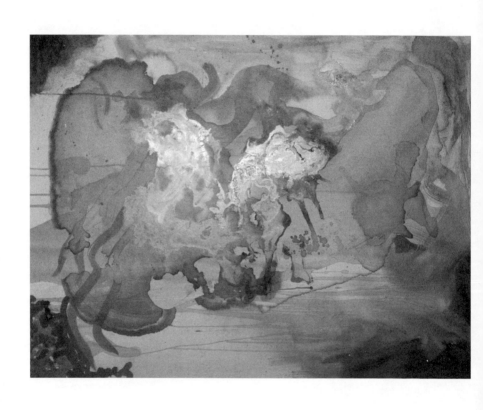

SOBRE A ARTE DA CAPA

"Guarda teu coração, porque dele procedem as saídas da vida." (PROVÉRBIOS 4:23)

Caro(a) leitor(a),

A arte da capa deste livro é uma reprodução de uma pintura feita por mim. A tela se chama Provérbios 4:23 e representa o que é ter o coração transformado pela graça.

É difícil entregar o futuro, a mente, nossos desejos e coração para Deus. Quando enfrentamos injustiças, sofremos dores, nos desesperamos em meio ao caos, somos colocados diante da dificuldade que é viver segundo Cristo. E ainda assim, no solo infrutífero do meu coração escondido na escuridão, Jesus devolve a vida.

Precisamos de um alinhamento de desejos, abraçar a vulnerabilidade, a humildade, a confissão, e a luz. O coração que é guardado e quebrantado é redimido no sangue do Cordeiro. Renasce, cura e ama.

Esse é o Caminho.

ANA STAUT

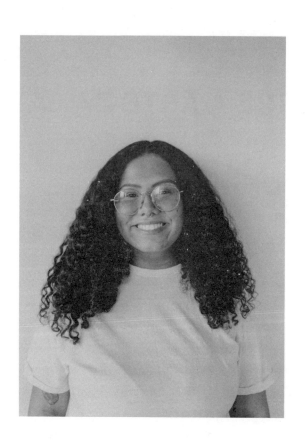

SOBRE A AUTORA

Ana Elisa Staut é belo-horizontina, escritora e artista plástica. Casada com Bruno, é formada em jornalismo e membro da Igreja Esperança, em BH. Além de conteúdos sobre vida cristã e saúde mental, Ana escreveu, com outras onze escritoras, o livro *De Eva a Ester*, publicado pela Thomas Nelson Brasil.

Este livro foi impresso pela Lis Gráfica
para a Thomas Nelson Brasil em 2021.
O papel do miolo é pólen bold 90 g/m^2
e o da capa é couché 150 g/m^2.